BIBLIOTHÈQUE DE " LA PROVINCE MÉDICALE"

LES FORMES POSTÉRIEURES

DE

L'APPENDICITE

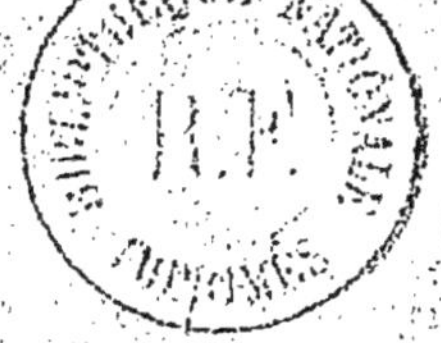

PAR MM.

P. VIGNARD
CHIRURGIEN DES HÔPITAUX

P. CAVAILLON
PROSECTEUR A LA FACULTÉ

CHABANON
INTERNE DES HÔPITAUX

DE LYON

Prix : 1 franc.

PARIS

A POINAT, ÉDITEUR

12, RUE JACOB, 12

1907

LES FORMES POSTÉRIEURES

DE

L'APPENDICITE

LES FORMES POSTÉRIEURES

DE

L'APPENDICITE

PAR MM.

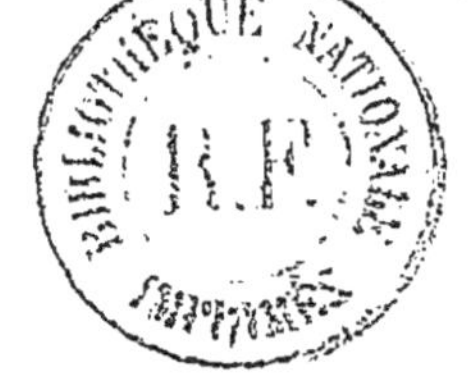

P. VIGNARD
CHIRURGIEN DES HÔPITAUX

P. CAVAILLON
PROSECTEUR A LA FACULTÉ

CHABANON
INTERNE DES HÔPITAUX

DE LYON

Prix : 1 franc.

PARIS

A POINAT, ÉDITEUR

12, RUE JACOB, 12

1907

LES

SUPPURATIONS RÉTRO-CÆCALES ET RÉTRO-COLIQUES

INTRA-PÉRITONÉALES

D'ORIGINE APPENDICULAIRE

Par le Dr VIGNARD,
Chirurgien de la Charité (Lyon).

L'expression d'appendicite rétro-cæcale évoque immédiatement le souvenir et la physionomie du phlegmon iliaque décrit déjà par Grisolle, Trousseau et Dupuytren.

C'est aussi à l'inflammation de l'appendice fixé derrière le cæcum ou le côlon que l'on a rattaché certaines complications, telles que psoïte, suppuration dans la région lombaire, abcès sous-hépatiques et sous-phréniques, empyèmes, etc.

Il semble que l'appendicite rétro-cæcale soit surtout connue par les complications qu'elle peut provoquer et que sa physionomie, pourtant particulière, ait été laissée dans l'ombre.

Cependant, elle mérite d'être décrite au même titre que d'autres formes.

A vrai dire, ses symptômes sont souvent peu marqués ; ils demandent à être recherchés avec soin ; parfois même ils manquent, et leur absence a pu inspirer une fausse sécurité. On peut poser en fait que nombre de malades appendiculaires qui sont morts et que l'on n'a pas opérés ou que l'on a opérés trop tard, parce que les symptômes fonctionnels étaient peu alarmants et les signes physiques peu nets, avaient une appendicite rétro-cæcale terminée par septicémie ou par péritonite généralisée.

L'histoire de l'appendicite, pourtant si chargée de faits, présente sur ce point particulier une lacune que peu d'auteurs ont cherché à combler. Lockwood lui consacre quelques pages dans son *Traité de l'appendicite*, qui vient de paraître.

Le seul travail d'ensemble publié en France sous le titre d'*Appendicite rétro-cæcale* est la thèse de Nicod (Paris, 1904). Mais cet auteur n'a pas fait une distinction nécessaire entre les cas où l'appendicite rétro-cæcale évolue complètement à l'intérieur du péritoine et ceux où elle gagne, soit rapidement, soit plus tard, le tissu cellulaire sous-péritonéal.

Il y a cependant une différence tranchée entre ces deux sortes de manifestations, bien que parfois elles soient étroitement reliées les unes aux autres.

Les formes sous-péritonéales de l'appendicite rétro-cæcale ont été surtout décrites, et Cavaillon et Chabanon viennent de leur consacrer, dans un des derniers numéros de ce journal, un article très documenté. Aussi n'y reviendrai-je pas, voulant surtout borner ce travail aux seules suppurations intra-péritonéales rétro-cæcales et rétro-coliques d'origine appendiculaire.

Depuis deux ans, j'ai eu à soigner, tant en ville que dans mon service à la Charité, 56 cas d'appendicite, et j'ai été frappé de la fréquence relativement grande de cette forme.

Je l'ai constatée 9 fois anatomiquement, pour ainsi dire, puisque j'ai trouvé l'appendice dans cette situation et que je l'ai réséqué.

Dans 8 autres cas, je n'ai pu le découvrir, malgré mes recherches, mais le tableau clinique, le siège de l'abcès, la nécessité d'une contre-ouverture lombaire pour évacuer le foyer principal m'ont donné la certitude que j'avais encore affaire à des localisations postérieures et hautes de l'appendicite.

On sait combien ont été nombreuses, depuis 15 ans, les recherches anatomiques qui ont porté sur les rapports réciproques du cæcum et de l'appendice. Toutes signalent la fréquence de sa situation postérieure, mais les chiffres varient beaucoup d'un auteur à l'autre.

Fergusson, partout cité et qui a eu l'occasion d'examiner nécropsiquement les rapports de l'appendice sur 200 sujets, indique que 75 fois il était derrière le cæcum. Soit dans une proportion de 37,5 p. 100.

Fowler dans son *Traité de l'appendicite*, paru à Philadelphie en 1906, donne une proportion de 37 cas sur 144 examens.

Ces chiffres sont relativement élevés et dépassent notablement ceux qui ont été publiés dans d'autres statistiques.

Cela tient à ce qu'on a souvent classé en bloc, sous l'étiquette de rétro-cæcaux, tous les appendices qui remontaient en arrière du cæcum, sans prendre la peine d'indiquer s'ils étaient franchement postérieurs, postéro-internes ou externes. D'autres auteurs, au contraire, mériteraient plutôt le reproche inverse. Ils se sont évertués à multiplier à l'infini les catégories, à tel point que la statistique de Tuffier et Jeanne (*Revue de gynécologie et de chirurgie abdominale*, 1899) ne mentionne pas moins de douze positions différentes.

Fowler, au récent traité duquel j'ai déjà fait allusion, schématise les diverses situations de l'organe de la façon suivante. Prenant comme centre l'insertion de l'appendice au cæcum, il fait passer par ce point des lignes répondant aux quatre points cardinaux et aux intermédiaires. Cela fait encore 8 positions différentes, dont quelques-unes très rarement réalisées.

Gilis, dans le *Journal d'Anatomie* de 1900, s'élève contre cet abus de classifications et de dénominations. Toutefois, poussé par le louable désir de simplifier un peu, il a eu le tort de réunir dans une même classe les appendices rétro et sous-cæcaux. Par définition, les premiers sont situés derrière le cæcum et les seconds pendent au-dessous de lui et de la terminaison de l'iléon.

En laissant de côté les anomalies évolutives de l'appareil appendiculo-cæcal et en prenant comme base anatomique la situation normale et moyenne du cæcum dans la fosse iliaque droite, les positions de l'appendice peuvent être, semble-t-il, ramenées à 5 principales.

On peut les définir ainsi :

1° *Position sous-iléale*, la plus normale et la plus fréquente. L'appendice ne descend pas au-dessous du détroit supérieur. Lorsqu'il est inséré un peu plus bas, près du fond de l'ampoule, on dit qu'il est en situation sous-cæcale.

2° *Position pelvienne*, qui n'est, au fond, que la précédente, mais avec un appendice qui descend au-dessous du détroit supérieur, soit parce qu'il est plus long, soit parce que le cæcum est lui-même un peu plus bas.

3° *Position latéro-cæcale interne ou externe*, la première est dite encore rétro-iléale. Ces deux variétés sont définies par leurs noms mêmes.

4° *Position rétro-cæcale ou postéro-cæcale.*

L'appendice est replié sous le ventre du cæcum. Parfois il s'enfonce dans la fossette dont est creusée la fosse iliaque ; d'autres fois encore, il reste accolé au cæcum lui-même ; le plus souvent, enfin, il remonte sous le côlon ascendant et peut atteindre le pôle inférieur du rein droit.

5° *Position antérieure précæcale ou pré-iléale*, très rare.

Il suffit de mentionner les variétés rares dans lesquelles l'appendice plonge dans les anses grêles (position méso-cæliaque) et peut s'étendre jusque dans la fosse iliaque gauche.

C'est pour avoir voulu compliquer à outrance et réserver une place aux cas particuliers et aux exceptions que les auteurs ont dressé des statistiques souvent incompréhensibles et, en tout cas, peu superposables les unes aux autres.

Celle de Tuffier et Jeanne, malgré sa complexité, est peut-être la seule dans laquelle les termes employés soient suffisamment explicites pour être ramenés aux cinq catégories que nous venons d'indiquer.

D'après les documents de ces deux auteurs, l'appendice est en situation postérieure dans 16 p. 100 des cas.

Nous n'emprunterons aux autres statistiques que les chiffres concernant cette position particulière, la seule qui nous intéresse ici, la seule aussi dont il soit fait mention en termes suffisamment explicites dans tous les travaux concernant cette question.

Le travail de Lafforgue mentionne que, sur 200 sujets, l'appendice était 26 fois derrière le cæcum et le côlon, ce qui donne une proportion de 13 p. 100.

Vallée (thèse Paris, 1900) note que 31 fois

sur 100 cadavres par lui examinés il en était de même.

Enfin Marcland (thèse Paris, 1902), qui a recherché les lésions de l'appendicite chronique sur 60 cadavres, a trouvé 23 fois l'appendice rétro-cæcal, ce qui donne la proportion considérable de 38 p. 100.

Mes observations d'appendicite portant en majeure partie sur des enfants et des adolescents, je me suis demandé si la disposition rétro-cæcale de l'appendice leur serait particulière et j'ai analysé plus minutieusement les statistiques citées plus haut dans l'espoir de trouver réponse à cette hypothèse.

Sur ce point particulier, les chiffres ne sont pas unanimes.

Les 200 sujets examinés par Lafforgue comprennent 38 enfants et 162 adultes. Or, 11 fois sur ces 38 enfants, soit 29 fois sur 100, l'appendice remontait en arrière du cæcum.

Pareille disposition ne s'est rencontrée que 15 fois sur 162 adultes, c'est-à-dire 9 p. 100.

Tuffier et Jeanne n'ont fait porter leurs investigations que sur des adultes, dont 9 seulement avaient moins de 40 ans, et nous avons déjà vu que la proportion qu'ils signalent s'élève à 16 p. 100.

A l'inverse, les 100 examens de Vallée ont porté uniquement sur des enfants, dont 77 avaient moins d'un an : 31 fois il a vu l'appendice rétro-cæcal.

Il semblerait donc qu'il y ait concordance, en ce qui concerne les enfants, entre les chiffres de Vallée et ceux de Lafforgue, de même qu'il y a analogie entre les résultats des examens de Tuffier et de Lafforgue pour les adultes.

A ne considérer que ces documents, il paraîtrait prouvé que l'appendice est plus souvent ascendant et postérieur chez l'enfant que chez l'adulte. Mais la statistique de Marcland paraît infirmer ces conclusions, puisque, sur 59 sujets adultes, elle a donné un pourcentage de 38 p. 100 d'appendices rétro-cæcaux. Elle ne contient qu'une observation d'enfant chez lequel l'appendice était *rétro-iléal*.

Peut-être s'agit-il là d'une série exceptionnelle, et l'on peut, de ces considérations anatomiques, tirer assez légitimement cette double conclusion :

1° L'appendice est fréquemment situé derrière le cæcum et le côlon ascendant;

2° Ce dispositif est sinon spécial à l'enfant, du moins réalisé chez lui plus souvent que chez l'adulte.

Il est difficile, semble-t-il, d'en donner une explication rationnelle. Voici, du moins, la plus intéressante de celles qu'on a tentées.

Mariau (*Bibliographie anatomique*, 1900) constate que dans les statistiques chirurgicales il est fait mention de situations postérieures et hautes de l'appendice beaucoup plus souvent que dans les statistiques anatomiques; d'où cette conclusion que l'appendice enflammé a tendance à se placer derrière le cæcum.

En effet, dit-il, si l'on prend un cæcum à appendice flottant et libre et qu'on l'insufle, on voit l'appendice se gonfler également et tirer sur son méso.

Le cæcum, se distendant de plus en plus, s'abaisse et vient se placer au-devant de l'appendice qui, attiré lui-même par le cordon vasculaire, tend à se placer, pointe en haut, derrière le cæcum abaissé. C'est là le phénomène qui, d'après Mariau, se produirait souvent au début de l'appendicite. Le météorisme dilaterait le cæcum, l'allongerait en l'abaissant, et si l'appendice est libre, à méso lâche et un peu flottant, son passage et sa fixation en arrière par les exsudats inflammatoires se produirait aisément.

Si cette hypothèse était exacte, il faudrait

considérer la position rétro-cæcale de l'appendice comme pathologique et comme résultant d'une poussée inflammatoire ancienne, dont les traces, d'ailleurs, peuvent avoir disparu. Ceci cadrerait assez bien avec cette notion de plus en plus courante et à laquelle Sonnenburg, dans son dernier traité, apporte le poids de son autorité, à savoir : que l'appendicite est une maladie essentiellement chronique et dont les phases aiguës sont toujours précédées d'une longue période d'inflammation chronique, sournoise, et plus ou moins silencieuse. C'est au cours de cette période que, progressivement, l'appendice s'accolerait à la face postérieure du cæcum.

En tout cas, que cette position soit souvent secondaire ou quelquefois primitive, il n'en demeure pas moins certain qu'elle joue un rôle dans l'inflammation de l'organe, en favorisant la stagnation des corps étrangers, des matières, des produits microbiens et en mettant obstacle à la circulation sanguine dans les tuniques du vermium.

C'est là peut-être une des raisons qui explique que la forme gangreneuse soit si fréquente dans l'appendicite rétro-cæcale.

Dans 18 cas d'appendicite rapportés par

Hartley, 8 fois l'appendice gangrené était situé en arrière du cæcum.

Ces considérations mises à part, l'étiologie de la forme que nous décrivons ici n'offre rien de particulier. On en peut dire autant de l'anatomie pathologique, au moins en ce qui concerne les altérations de l'appendice lui-même.

Par contre, les lésions péri-appendiculaires sont plus intéressantes à envisager, car elles expliquent quelques particularités cliniques et certaines complications.

Il faut considérer ces lésions séparément dans les formes aiguës et dans les formes chroniques.

1) *Dans les formes aiguës*. — L'appendice en situation postérieure est non seulement rétro-cæcal, mais surtout rétro-colique, puisque le cæcum prend presque tout entier au-dessous du point d'implantation de l'appendice sur sa paroi interne, près de l'embouchure de l'iléon. Il repose sur le muscle et sur l'aponévrose iliaques. Il en est séparé par le péritoine qui l'entoure. Cependant la plupart des traités classiques prétendent que, lorsque l'appendice est long, sa pointe dépasse parfois la ligne de réflexion du péritoine pariétal sur le cæcum

et plonge alors à même dans le tissu cellulaire sous-péritonéal.

Ceci constitue une interprétation erronée.

En effet, se basant sur des considérations embryologiques, qu'il serait trop long de développer ici, et d'autre part sur des dissections nombreuses et attentives, MM. Ancel et Cavaillon sont arrivés à des conclusions anatomiques différentes.

Pour eux, la disposition du péritoine vis-à-vis du cæcum et du côlon ascendant peut être ramenée à 5 types.

1° Le cæcum est flottant, c'est-à-dire compris dans le mésentère commun, il est donc mobile comme l'intestin grêle lui-même.

C'est une disposition éminemment fœtale, donc peu en rapport avec une appendicite. Cependant, on peut la retrouver exceptionnellement chez l'adulte, et alors il est aisé de comprendre qu'avec semblable disposition, une appendicite donnerait toujours une péritonite plus ou moins étendue, quelle que fût la position de l'appendice.

2° Le cæcum et le côlon sont fixés à la paroi par une adhérence plus ou moins étendue du péritoine qui relie leur bord externe au péritoine pariétal. Cette adhérence représente le repli connu des . classiques sous le nom de pariéto-cæcal ou pariéto-colique. Il existe alors sous le cæcum et sous le côlon, limitée en avant par ces organes et en dehors par le repli, une fosse, un couloir qui peut s'étendre en haut jusqu'à l'angle droit du côlon et sous le foie. C'est cette disposition qui se prête le mieux au développement en arrière de l'appendice et des collections rétro-cæcales.

Il serait intéressant de rechercher si on la rencontre plus fréquemment entre trois et vingt ans que plus tard. En dedans du côlon se voit le repli formé par les deux feuillets accolés du mésentère qui vont s'écarter pour l'entourer. On a ainsi, avec le repli pariéto-colique, l'apparence d'un méso.

3° Le troisième type est celui de l'accolement complet du côlon, avec liberté et non adhérence du fond du cæcum seul. C'est la disposition classique et décrite partout, mais il peut se faire, et ceci constitue le :

4° Type) que le cæcum soit, lui aussi, totalement adhérent.

5° Type) Enfin, on peut voir, mais dans des proportions beaucoup moindres et surtout chez le vieillard, le côlon et le cæcum pourvus d'un véritable méso.

Celui-ci est à quatre feuillets : deux internes, représentés par les deux feuillets du mésentère, et deux externes constitués par la traction exercée sur le péritoine pariétal, qui vient en avant en se doublant comme un tapis que l'on pince entre deux doigts sur une table et que l'on soulève. Il semble qu'avec ces trois dernières dispositions, l'appendicite rétro-cæcale doive être rare, car il est difficile à l'appendice de trouver place en arrière d'un côlon ou d'un cæcum accolés complètement à la fosse iliaque. Cependant ceci peut se voir.

Enfin, lorsqu'il existe un méso, il paraît presque impossible que l'appendice puisse s'y engager, car l'espace laissé libre entre les quatre feuillets accolés deux à deux est plutôt virtuel.

Ce qui fait surtout l'originalité et la nouveauté de la description de MM. Ancel et Cavaillon, c'est la constatation faite par eux et vérifiée à chaque dissection d'un feuillet péritonéal pariétal constant en arrière du côlon et du cæcum. Il en faut conclure que ceux-ci sont toujours intra-péritonéaux, ainsi que l'appendice et ne reposent jamais directement sur l'aponévrose iliaque et le tissu cellulaire sous-péritonéal.

Toutefois, il convient de faire une réserve

pour les cas, peu nombreux d'ailleurs, dans lesquels existe cette fossette sous-cæcale d'origine contestée et qui est creusée dans les tissus de la fosse iliaque, parfois jusqu'à l'os.

Cette notion d'un feuillet péritonéal postérieur est d'un très grand intérêt.

A première vue, elle paraît ruiner la conception du phlegmon iliaque, de la psoïte, du phlegmon lombaire symptomatique d'une appendicite postérieure. Mais cette conception est étayée sur des faits cliniques trop nombreux et assez bien observés pour qu'on ne puisse les négliger.

Ces complications cellulaires et musculaires de l'appendicite, si l'on peut s'exprimer ainsi, existent : l'anatomie plus exacte ne les nie pas, mais elle nous oblige à les interpréter autrement qu'on ne l'avait fait jusque-là. A dire le vrai, l'explication qu'on en donnait était à la fois simple et illogique.

En effet, les classiques admettent que chez les deux tiers des sujets le côlon repose sans interposition du péritoine sur les organes sous-jacents.

Si cela était réellement, comment admettre que, lorsqu'il y a appendicite rétro-cæcale et rétro-colique (ce qui est presque tout un), elle ne revête pas toujours l'aspect du phlegmon iliaque, lombaire ou psoïtique?

Comment se fait-il qu'au lieu d'être la règle, ces complications soient au contraire l'exception ?

Comment expliquer que cette appendicite ait le plus souvent une évolution péritonéale, quelquefois mortelle, et que ce soit par le ventre et en traversant le péritoine que l'on doive presque toujours l'aborder ?

Enfin, quand l'abcès remonte très haut, comment comprendre que tantôt il passe sous le foie et derrière lui pour aboutir sous le diaphragme et la plèvre et que, tantôt au contraire, il vienne buter contre la face inférieure du foie pour rentrer parfois dans la grande cavité péritonéale en revenant sous le bord inférieur de celui-ci ? Autant de questions, autant d'énigmes que la la disposition anatomique dont, je parlais, éclaire un peu si elle ne les résout pas brillamment et complètement.

Je m'explique : L'existence constante de ce feuillet péritonéal et pariétal, toujours étendu au-devant des plans musculo-aponévrotiques de la fosse iliaque, nous fait pressentir que toutes ces appendicites rétrocæcales sont intra-péritonéales d'abord, et nous explique la rareté relative des phlegmons iliaques et des psoïtes. Cette rareté resterait inexplicable si l'on songe au grand nombre de ces appendicites et si l'on veut bien se rappeler que, d'après les classiques, dans 64 p. 100 des cas, le côlon ascendant repose sur le tissu cellulaire de la fosse iliaque. Or, lorsque l'appendice est postérieur et ascendant, il est autant et plus sous le côlon que sous le cæcum et son irritation devrait presque d'emblée et avec prédilection se transmettre au tissu cellulaire, « cette grande route des inflammations », comme l'appelait Trélat. En fait, il n'en est rien et cette constatation cesse d'être paradoxale si l'on considère que ce feuillet péritonéal joue le rôle d'une véritable barrière élevée contre l'envahissement par le pus des plans iliaques sous-jacents.

Il y a plus, si nous nous reportons aux types de cæcum et de côlon que nous avons énumérés, nous nous rendons compte que celui qui se prête le mieux au passage en arrière de l'appendice est le cæcum du type 2, dit à fossette, sous lequel existe un long couloir qui file en arrière du mésentère commun, et en haut.

Survienne une appendicite sur un sujet porteur d'une semblable disposition, il est bien évident que le pus aura plutôt tendance à se développer dans cette fosse toute ouverte au lieu d'éroder les plans durs situés au-dessous et doublés par un feuillet péritonéal.

A l'inverse, la disposition dans laquelle le côlon, le cæcum sont accolés à la fosse iliaque peut nous fournir l'interprétation des cas à complications sous-péritonéales. Nous avons dit que, malgré que cela fût rare, l'appendice pouvait néanmoins être pincé dans cette accolement. Si, dans cette position, il donne naissance à un abcès, celui-ci, bridé de toutes parts, n'ayant point de développement en avant et en dedans, encore moins en haut, corrodera et gangrénera le péritoine postérieur, le tissu cellulaire et musculaire qu'il recouvre.

A plus forte raison, ce processus se réalisera-t-il plus facilement et presque d'emblée lorsque l'appendice s'enfonce dans la fossette que je signalais plus haut et qui, sous le nom de fossette sous-cæcale, creuse parfois jusqu'à l'os les parties molles de la fosse iliaque interne.

J'ai vu des appendices engagés dans cette ouverture et autour desquels le pus était venu se mettre en contact avec le plan osseux. On comprend que, lorsque l'abcès volumineux forme une nappe purulente au-dessus de l'os, on ait songé à trépaner celui-ci par la fosse iliaque externe, pour faciliter l'écoulement et le drainage au point déclive.

Mais ce sont là des cas exceptionnels, et, je le répète, la plupart des appendicites, que l'on croit sous-péritonéales et que l'on décrit comme telles, ont été primitivement intra-péritonéales. Les constatations nécropsiques et les descriptions d'appendices qui, d'abord recouverts de séreuse, s'en dépouillent pour plonger dans le tissu cellulaire de la fosse iliaque, doivent paraître suspectes.

En effet, alors qu'on a les plus grandes peines, sur un sujet normal, à déceler un feuillet péritonéal-pariétal postérieur, comment veut-on bien qu'il soit possible de savoir s'il a existé, quand on a fait l'autopsie souvent rapide d'un sujet qui a succombé à des accidents de suppuration appendiculaire. On tombe dans des adhérences, dans du pus ou dans un magma, au sein duquel la dissection la plus minutieuse ne pourrait pas donner de renseignements certains.

Les localisations sous-péritonéales primitives sont rares. Elles peuvent être précoces par érosion rapide du péritoine sous-cæcal, ou secondaires à des inoculations de la paroi postérieure par voie lymphatique ou veineuse. Quand elles existent, elles donnent rapidement lieu à des phénomènes de suppuration dans le tissu cellulaire de la fosse iliaque, dans le muscle iliaque ou dans le psoas. A ce propos il convient de remarquer que le pus a plus de tendances à envahir le muscle iliaque que le psoas.

Lorsque les gaînes musculaires sont envahies par la suppuration, les caractères anatomiques du pus diffèrent un peu de ceux que l'on a coutume de noter dans les abcès intra-péritonéaux. Le pus est très épais, rougeâtre ou franchement sanglant. On y retrouve des débris de tissu musculaire sphacélé. Je n'en décrirai pas les différentes migrations dans les espaces sous-péritonéaux, migrations qui ont fait l'objet d'une étude spéciale.

Plus souvent qu'au tissu cellulaire, le pus s'attaque au péritoine lui-même, qui le cloisonne plus ou moins complètement. C'est là qu'il est intéressant pour cette étude de noter sa situation et ses migrations.

J'ai déjà signalé que, lorsque l'appendice est postérieur, il s'étend toujours non seulement sous le cæcum mais surtout sous le côlon.

On l'a vu remonter jusqu'à l'angle droit

de celui-ci et jusque sous le foie. C'est donc plus haut que se formera l'abcès, qui est presque toujours en rapport avec la pointe de l'organe. J'ai déjà dit que la disposition anatomique la plus favorable au développement d'un abcès rétro-colique et intra-péritonéal est celle qui comporte l'accolement du cæcum et du côlon au péritoine pariétal par leur bord externe à l'aide d'un pli péritonéal, qui peut être plus ou moins long et qui a nom repli pariéto-colo-cæcal.

S'il est court, l'abcès fortement bridé en dehors ne pourra s'étendre qu'en haut et en dedans : il sera très loin de la paroi, profondément dissimulé et peu de signes pourront le faire soupçonner.

Si ce repli pariéto-colique est long, il se laissera parfois distendre et l'abcès pourra venir affleurer la paroi à la partie moyenne de la crête iliaque, non loin de la région lombaire, sous la forme d'une bande mince, légèrement rénitente, un peu mate à la percussion et au niveau de laquelle la pression est très douloureuse, mais seulement sur une étendue très limitée.

Voilà pour la propagation du côté externe. En arrière, l'abcès est limité par le feuillet pariétal constant, et j'ai indiqué plus haut, et assez longuement, dans quelles conditions il le franchissait et quelles pouvaient en être les conséquences.

En dedans, il est limité par le repli péritonéal formé par le double feuillet du mésentère général, lequel, arrivé sur le bord interne du côlon et du cæcum, s'écarte pour les englober.

S'il édifie des adhérences et que celles-ci soient solides, le pus restera endigué, au moins dans le sens transversal. S'il vient à se laisser envahir et à se rompre, c'est l'envahissement de la cavité péritonéale par le pus; ce mécanisme paraît plutôt théorique.

Plus aisément, l'abcès peut le soulever et le décoller et s'insinuer entre ce double repli mésentérique et le feuillet péritonéal pariétal postérieur. Il se formera en arrière du mésentère, contre la colonne, dans une région presque inabordable, une collection purulente que les plus soigneuses investigations auront bien de la peine à dépister. J'en citerai plus loin un exemple constaté dans un cas où l'appendice vu et enlevé n'était pas rétro-cæcal. A plus forte raison cette évolution peut-elle être réalisée dans cette dernière éventualité.

C'est en haut que le pus semble avoir le plus de facilité et le plus de tendance à s'infiltrer, du moins quand il existe un couloir libre en arrière du côlon. Ce couloir étant intra-péritonéal viendra forcément aboutir, s'il est long et complètement développé, sous la face inférieure du foie. Fortement bridé par le péritoine en arrière, le pus aura plutôt tendance à revenir en avant, dans la région de la vésicule biliaire et de l'angle colique droit, pour envahir le grand péritoine. De fait, il arrive parfois que, lorsqu'on fait une laparotomie pour une péritonite d'origine appendiculaire, on voit, après issue d'une certaine quantité de liquide louche, et lorsqu'on pousse le doigt dans l'angle supérieur de la plaie, dans la direction du foie, sourdre en grande quantité du pus véritable qui semble venir de dessous le foie.

Kien (in *Philadelphia Medical Society*, 1891) relate l'observation d'une femme chez laquelle les symptômes permettaient d'hésiter entre une appendicite et une affection hépatique ou vésiculaire. A l'ouverture du ventre, on trouva intacte la région iliaque droite, le cæcum, la vésicule biliaire et le foie. L'autopsie montra un appendice long de 3 pouces remontant derrière le cæcum et le côlon, appliqué contre les parois du gros intestin. Son extrémité était perforée et communiquait avec un petit abcès contenant

une cuillerée de pus mélangé à des matières fécales.

Pas n'est besoin, d'ailleurs, que l'appendice soit très long et très élevé pour donner
naissance à des abcès aussi haut situés. Ils
peuvent résulter de la propagation par inoculation de proche en proche et réaliser l'ex-
périence de Körte qui, poussant une injection entre les feuillets du méso-appendice,
constata que le liquide filait en arrière du
côlon et arrivait à la face inférieure du foie.
Aussi bien, et surtout dans l'intérieur du
péritoine, l'infection peut se propager dans
ces mêmes régions uniquement par voie
lymphatique. En voici un exemple auquel
je faisais allusion un peu plus haut.

Dans le journal *la Clinique*, de Bruxelles,
du 28 octobre 1905, le docteur Hanotaux,
assistant de Van Engelen à l'hôpital Saint-
Pierre, cite le cas d'un malade qui fut opéré
au trentième jour d'une appendicite. On
trouva son appendice en situation antérieure
entouré d'un épiploon adhérent et criblé de
petits foyers suppurés. On réséqua le tout.
La température, qui oscillait entre 38° et 39°,
retomba à 37°, et la leucocytose, de 23.000,
passa à 16.000. Mais cette détente ne fut
que passagère : deux jours après, la température remontait à 39° et la leucocytose reve-

nait progressivement à 18.000 et 24.000 pour atteindre, après sept jours, 50.000.

Le malade déclinant de plus en plus, on fit une nouvelle laparotomie. La cavité abdominale était vide de tout liquide et ne présentait aucun exsudat. Le foie et la vésicule explorés étaient indemnes. L'ancienne plaie opératoire était nette et, au niveau de la fosse iliaque droite, l'état anatomique des tissus était parfait, sans pus ni sérosité. Le malade mourut. A l'autopsie, on trouva du pus dans la région sous-colique et sous-mésentérique. Tout le processus avait suivi la voie sous-péritonéale et la séreuse était restée indemne. En outre, il existait des collections purulentes multiples dans toute la masse du foie.

Il est évident qu'il s'est agi là d'une propagation par les lymphatiques et que la collection s'est formée en avant du péritoine pariétal postérieur, sous le mésentère général et sous le péritoine colique, qui en est une dépendance, comme je l'ai déjà expliqué.

Si donc un appendice, en situation normale ou même antérieure, peut donner naissance à des complications sous-coliques et sous-hépatiques, par inoculation des lymphatiques, à combien plus forte raison la chose pourra-t-elle se voir avec un appendice en situation postérieure.

De ce dernier cas, la voie lymphatique pourra être aussi empruntée par des produits septiques pour aller inoculer à distance soit des régions intra-péritonéales, soit des points plus éloignés, comme, par exemple, la cavité pleurale. Cette éventualité se trouve réalisée dans l'observation suivante, empruntée à la thèse de Nicod :

Un homme de 26 ans présente, le 10 novembre 1900, les symptômes classiques de l'appendicite. Le 16, la région hépatique est douloureuse. Le malade périclite. Le 25 novembre, on fait appeler un autre médecin, qui constate une pleuro-pneumonie avec frottements. Pointes de feu. La température remonte. Le 28 novembre, point de côté violent, dyspnée. Le malade entre à l'Hôtel-Dieu le 28 et y meurt.

Autopsie. — A la face postérieure du cæcum est une *couche purulente et membraneuse qui le relie au* PÉRITOINE PARIÉTAL. L'appendice est très long et à type remontant; il côtoie la face postérieure du cæcum, qu'il dépasse en se dirigeant à droite; son extrémité baigne dans une couche de pus. La couche purulente rétro-cæcale se continue derrière le côlon ascendant, le déborde, contourne le côlon transverse et vient s'étaler au devant du lobe droit du foie, semant de petits abcès. La face supérieure du foie est adhérente à la face inférieure du diaphragme, *qui nest pas perforé.* Epanchement purulent dans la plèvre.

De l'abcès développé autour d'un appendice rétro-cæcal, j'ai étudié jusqu'à présent les migrations internes, externes et supérieures ; il est susceptible aussi de migrations basses. En premier lieu, le pus peut refluer au-dessous du cæcum et venir se faire jour dans la grande cavité péritonéale, au point où siègent ordinairement les abcès appendiculaires, vers la région iléo-cæcale, au-dessus et en dehors des vaisseaux iliaques. On voit souvent de ces abcès qui paraissent en bissac. A l'ouverture du ventre et dès qu'on a décollé quelques adhérences on ramène du pus, on croit avoir affaire à un abcès ordinaire et l'on pense trouver l'appendice sur les parois de sa cavité. Il n'en est rien. Si l'on a soin, comme on doit toujours essayer de le faire, de glisser son doigt sous le cæcum, cette exploration fait sourdre une nouvelle quantité de pus et l'on se rend compte que là était le point de départ de la suppuration, car on y retrouve l'appendice.

C'est par le mécanisme de ce reflux brusque du pus sous pression au-dessous du cæcum, dans une cavité péritonéale non défendue par des adhérences qu'il faut expliquer la majorité des péritonites généralisées qui, à partir du sixième jour environ, peuvent compliquer les appendicites rétro-coliques et rétro-cæcales.

Si des adhérences limitent et englobent le pus du côté de la cavité péritonéale générale, celui-ci peut descendre sur les flancs du bassin et cheminer vers le fond de celui-ci, soit en arrière, du côté du rectum, soit sur le côté droit de la vessie. La suppuration du côté du pelvis n'est pas toujours l'indice d'une situation basse de l'appendice.

Le toucher rectal, qui doit toujours être pratiqué, permet de reconnaître cette collection pelvienne, mais en même temps il peut donner une fausse indication sur le volume et le véritable siège de l'abcès. Je me rappelle avoir opéré un jeune garçon qui, depuis dix jours, présentait des phénomènes abdominaux que l'on finit par rattacher à une appendicite, en raison de la découverte par le toucher rectal d'une collection qui commençait à pointer vers le rectum. Un examen minutieux dénotait en même temps, vers la partie moyenne de la crête iliaque, à 2 centimètres en dedans d'elle, une petite zone indurée et douloureuse. Enfin la douleur était encore réveillée par une pression faite en arrière, dans la région lombaire. A l'ouverture du ventre, on découvrit un abcès antérieur qui plongeait dans le bassin et qui fut drainé par le rectum et l'abdomen, mais l'abcès principal siégeait en arrière du côlon. C'était de beaucoup le plus volumineux et le plus important. Le drainage pelvien fut supprimé bien avant le drain lombaire, chargé d'évacuer et d'assécher la collection purulente principale.

2°) *Dans les formes chroniques.* — Les lésions de l'appendicite chronique dans la forme rétro-colique ne présentent d'intérêt qu'au point de vue opératoire. Elles aggravent les difficultés de toute intervention destinée à réséquer l'appendice. Celui-ci est perdu dans des adhérences qui compliquent beaucoup sa recherche sous le cæcum. Parfois il est accolé à la fosse iliaque elle-même, parfois aussi au cæcum, lequel est difficilement mobilisable et peut être déchiré quand on cherche à le soulever. Même lorsque cette manœuvre est possible, la découverte et la résection de l'appendicite peuvent être des plus laborieuses. Replié, pour ainsi dire, sous le ventre du cæcum, il lui est uni par des adhérences et des fausses membranes qui masquent les reliefs, à tel point que l'on a l'impression d'une absence totale de l'appendice. C'est en se reportant à son point d'implantation normale que l'on peut repérer sa direction. Il faut se garder de déchirer les adhérences et d'essayer de séparer brutalement l'appendice du cæcum, sous peine de voir celui-ci se perforer. Il est nécessaire de le sculpter à petits coups de ciseaux dans la gangue qui l'enserre. C'est dans ces cas que la résection sous-séreuse, qui permet le dégagement de l'organe hors de son tunnel de fausses membranes, peut donner toute sécurité.

Kollis (in *Lancet*, 24 février 1906, p. 516) relate le cas d'une complication curieuse due à la fixation en position postérieure et haute d'un appendice enflammé. Il s'agissait d'une femme de 50 ans qui se plaignait, depuis une semaine, de vives douleurs abdominales mal localisées : elle vomissait régulièrement une fois par jour. Elle entra à l'hôpital parce que ses douleurs avaient augmenté et que les vomissements étaient devenus incessants. A l'entrée, la température était de 37°8, le pouls à 88 faible. L'abdomen était très distendu, souple, sensible à la pression surtout dans la région appendiculaire. L'intervention eut lieu immédiatement. La laparotomie médiane mit à nu une volumineuse tumeur kystique rappelant un kyste ovarien : en réalité, il s'agissait du cæcum, extrêmement dilaté. L'intestin grêle était également distendu, mais le côlon était normal. Le cæcum attiré au dehors, on vit qu'il avait subi une rotation de 180°, selon son axe longitudinal et dans le sens des aiguilles d'une montre.

A sa partie externe, point d'attache à la paroi abdominale postérieure, se voyait un appendice extrêmement adhérent long de 6 centimètres dirigé en haut et en arrière jusqu'au-dessus de l'union du cæcum et du côlon. Là, son extrémité libre était fixée par une bande fibreuse dont la formation n'était certainement pas récente. L'appendice fut libéré et enfoui dans le cæcum. Puis ce dernier fut déroulé et le ventre refermé.

Les suites immédiates furent bonnes mais le troisième jour des symptômes urémiques firent leur apparition qui, évoluant avec une extrême rapidité, enlevèrent la malade en quelques heures.

A l'autopsie, on put se rendre compte que la cause de l'occlusion avait disparu : il n'y avait pas de péritonite. Les reins étaient atteints de néphrite chronique et le poumon droit présentait des lésions tuberculeuses avancées.

On a signalé aussi des complications du côté de l'uretère, mais elles sont rares et se voient plutôt dans les cas d'appendice descendant. En tout cas, elles sont dues plutôt aux lésions sous-péritonéales.

CLINIQUE ET OBSERVATIONS

Il semblerait que la limitation des lésions et leur développement dans une région toujours la même dussent donner à l'appendicite rétro-cæcale une physionomie clinique assez uniforme et facilement reconnaissable. Il n'en est rien. Même, dans cette forme, elle conserve cette variété d'aspects et cette bizarrerie d'allure qui déconcertent souvent ceux qui croient la connaître le mieux. Dès'lors il est aisé de comprendre qu'il soit difficile d'en donner une description qui englobe tous les cas. J'essaierai d'en fixer les traits essentiels et de décrire des types en me basant sur mes observations personnelles et sur les plus caractéristiques de celles que l'on rencontre dans la littérature médicale.

Formes aiguës. Allure de péritonite généralisée. — Ce que j'ai dit précédemment

de la situation de l'appendice et des limites
naturelles de l'abcès permet de prévoir que
cette forme est beaucoup plus rare que
lorsque l'appendice est en position normale
et libre dans la cavité péritonéale ; cependant, cette évolution existe et s'explique soit parce que l'appendice n'est pas
franchement postérieur et voisine de très
près avec les anses grêles qui viennent
battre le flanc interne du cæcum et du côlon ascendant, soit parce que l'abcès très
volumineux d'emblée rompt ses barrières
naturelles avant que des adhérences protectrices aient eu le temps de s'édifier au
delà.

Toutefois, l'envahissement du péritoine
n'est jamais foudroyant : quelquefois rapide,
il survient le plus souvent tardivement.

Les deux observations suivantes sont des
exemples de chacune de ces éventualités :

OBSERVATION I. — B..., 18 ans, est pris, le 2 août
au soir, de coliques violentes à la suite d'une indigestion provoquée par l'ingestion de pêches et de
lait.

Le 3, les douleurs persistent.

Le 4, le malade est vu par son médecin qui constate que la température est à 40 et le pouls à 130.
Le malade a eu plusieurs vomissements verdâtres.

Je vois le malade en consultation le 4 août, à
4 heures du soir. Le facies est anxieux, les yeux sont

cernés, le ventre est un peu ballonné, beaucoup moins douloureux, paraît-il, que la veille. On peut le palper assez bien. La sensibilité s'étend jusque dans la fosse iliaque gauche. Pas de sensibilité prédominante au point de Mac Burney. Pas de matité, pas d'empatement dans la fosse iliaque droite. Toucher rectal négatif.

Température : 39,8. Pouls, 130.

Je propose une intervention immédiate qui est repoussée énergiquement. J'obtiens cependant le transport immédiat dans une maison de santé pour pouvoir surveiller le malade.

Le lendemain matin, amélioration sensible. Le ventre n'est pas douloureux, le malade est allé à la selle (il a rendu des pelures de pêches). La respiration, qui, la veille, était de 28, est tombée à 22. Le pouls est à 110.

Température, 38,6. Le soir, 39,2.

Le 5, l'amélioration est encore plus sensible, les phénomènes douloureux ont disparu complètement; les yeux et la physionomie ont retrouvé leur expression habituelle. Le pouls est à 110.

Nouvelle selle. Gaz. La diète et la glace sont continuées. Température: le matin, 39, le soir 38,9.

Le 6. Même état général, le malade a faim et voudrait s'asseoir sur son lit. La température, le matin, est à 38,3, le soir, à 38,6.

Diète et glace; le malade boit seulement un peu de vin malgré la défense qui lui a été faite. Son entourage, qui le considère comme hors de danger, a cru pouvoir lui passer cette fantaisie.

Dans la nuit du 6 au 7, il recommence à souffrir; il reprend le facies anxieux et angoissé des premiers jours.

Le 7, au matin, je trouve la scène complètement

changée : le teint est terreux, la respiration est courte et rapide, le ventre s'est ballonné, la température est remontée à 39,9, le pouls est incomptable, les extrémités sont asphyxiques.

Opération immédiate. A l'ouverture du ventre, issue d'une quantité considérable de sérosité louche. Au moment où le cæcum est soulevé, issue d'une énorme quantité de pus franc, épais.

C'est là que siégeait l'abcès primitif.

Etant donné l'état général, l'appendice n'est pas recherché.

Mort dans l'après-midi.

Comme on le voit, tout a concordé pendant trois jours à faire croire à une résolution spontanée : abaissement lent mais régulier de la température de 40 à 38,3 en même temps que le pouls et la respiration tombaient respectivement de 130 et de 28 à 110 et à 22 et que l'état général redevenait bon. A aucun moment, malgré des examens multiples et minutieux, on n'a eu l'impression d'un empâtement, d'un plastron ou d'un abcès. Puis, brusquement, le pus qui était sous pression sous le cæcum a envahi la cavité péritonéale et a fait un moribond d'un malade qui, quelques heures auparavant, paraissait sur la voie de la convalescence.

OBSERVATION II (résumée dans la thèse de Nicod).

Enfant de 12 ans, entrée à Trousseau dans le service de Jalaguier le 13 février 1895.

Début brusque il y a quinze jours. A son entrée, tous les symptômes d'une péritonite généralisée. La palpation ne donne rien, la recherche de l'empâtement étant rendue difficile par le ballonnement du ventre.

Opération par Jalaguier. — Dès l'ouverture du ventre s'écoule un pus verdâtre. Le doigt pénètre dans une collection précæcale qui communique avec une autre *rétro-cæcale* qui, après avoir rempli la cavité pelvienne, remonte vers le foie. Mort.

Autopsie. — L'appendice remonte derrière le cæcum, il est perforé. Il est probable, à en juger par les fausses membranes qui existent, que le foyer rétro-cæcal était primitivement circonscrit, mais qu'à la suite d'une inflammation plus violente, les fausses membranes se sont rompues et ont déterminé ainsi une seconde poche antérieure.

La laparotomie faite quelques jours plustôt aurait permis d'évacuer ce foyer rétro-cæcal circonscrit paraissant sur la voie de la guérison.

OBSERVATION III. — P. A..., 5 ans, entré le 29 mai 1905 à la Charité.

L'affection a débuté le 24 par des douleurs et des vomissements. On a peu de détails sur ce qui s'est passé entre ce moment et celui de l'entrée.

A ce moment, le ventre est plutôt rétracté que ballonné, douleur dans la fosse iliaque droite, mais pas de plastron. Toutefois, au ras de la crête et se prolongeant dans la région lombaire, on a une sensation d'empâtement vague. Le toucher rectal est négatif.

Température, 38,2.

Le 30 mai, température 38,1, l'état n'a pas changé et l'on opère.

A l'ouverture du ventre, il s'écoule un liquide jaune trouble paraissant contenir du pus. Sous le cæcum se trouve du pus franc et l'on aperçoit l'appendice que l'on résèque. Il est gros et sphacélé en grande partie.

Drainage.

La température tombe et l'état général s'améliore au point que l'enfant, le 16 juin, c'est-à-dire dix-sept jours après l'opération, est en pleine convalescence.

Dans la journée du 17, il éprouve de la douleur, vomit, en même temps que l'émission des matières et des gaz est totalement suspendue. Le soir, l'enfant est en pleine occlusion avec ventre tendu et mouvements antipéristaltiques.

Le chirurgien de garde appelé au milieu de la nuit fait une laparotomie médiane et trouve haut situées deux anses grêles solidement agglutinées qui sont séparées avec peine. Le mésentère saigne abondamment, état de collapsus. Le lendemain, l'enfant a eu une selle liquide, mais son état est toujours très grave. Ses parents l'emmènent dans un état de mort prochain.

Ici, il n'y avait pas eu irruption d'une partie de l'abcès dans la cavité péritonéale comme dans le cas précédent, mais celle-ci, cependant, avait été touchée ainsi qu'en témoignait le liquide louche et abondant qui s'écoula à l'ouverture du ventre. L'atteinte avait été légère sans doute, mais cependant suffisante pour créer sur les séreuses des anses grêles un état irritatif d'où sont sortis des phénomènes d'occlusion mortelle.

Enfin, il peut arriver aussi que l'abcès, sortant de la région très abritée où il a pris naissance et gagnant la cavité péritonéale générale par les côtés, soit arrêté dans sa marche extensive par des adhérences protectrices. On a alors le tableau d'une appendicite ordinaire avec abcès enkysté ou kyste, et ce n'est qu'au cours de l'opération que l'on s'aperçoit que la collection antérieure n'est pas la principale, mais seulement une expansion, une annexe, si j'ose m'exprimer ainsi, d'une poche plus vaste, plus profonde et plus dissimulée.

OBSERVATION IV. — M. J..., 8 ans. Entré le 7 septembre 1905 dans mon service, à la Charité.

Chez ce petit malade, le début de l'affection remontait au 30 août et avait été marqué par une douleur en coup de fouet, disaient les parents, et par deux vomissements. Puis, la douleur s'était atténuée et le malade avait eu, pendant plusieurs jours, une selle quotidienne.

Cependant, les mêmes phénomènes s'étant renouvelés peu après, on l'amena à la Charité.

A l'entrée, le ventre est un peu ballonné, surtout à droite, très douloureux à ce niveau. On a la sensation d'un plastron très net sur une longueur de trois travers de doigt. La température = 38°. On opère dès l'entrée. On tombe dans un abcès antérieur très volumineux, puis de cette première poche on passe dans une seconde, placée sous le cæcum et remontant assez haut pour obliger à faire une contre-ouverture lombaire. L'appendice perdu dans des adhérences sous-cæcales ne peut être extirpé Guérison le 29 octobre.

Forme aiguë septique ou infectante. — On sait, et Dieulafoy y a surtout insisté, que l'appendicite est grave non seulement par ses déterminations péritonéales, mais aussi par l'état de toxhémie qu'elle crée. Comme les autres variétés d'appendicite, la forme sous-cæcale peut donner naissance à des phénomènes toxiques d'allure plus ou moins grave.

Les trois observations qui suivent indiquent au moins, dans ses grandes lignes, les étapes que peut parcourir l'infection.

OBSERVATION V. — S. J..., 14 ans. Entré le 12 décembre 1905, dans mon service, à la Charité.

Début le 8 décembre au soir par des douleurs et des vomissements. Purgation : une selle.

A son entrée, le malade a un facies souffrant, anxieux. T. 40°. Pouls 140.

Le ventre est rétracté, douloureux. On ne sent rien, sauf une très légère résistance au ras de la partie supérieure de l'arcade crurale.

Toucher rectal. Rien.

Opération à l'entrée. Rien dans la cavité péritonéale, mais, sous le cæcum, un verre à liqueur de pus fétide. L'appendice est couché sous le cæcum, il est gros, perforé à sa partie moyenne avec un calcul à son intérieur.

On ne peut le réséquer que partiellement, faute de pouvoir mobiliser un peu le cæcum.

Le 13 décembre : *Point hépatique douloureux, le foie est gros et déborde les fausses côtes.* Cependant il n'y a pas d'ictère, pas d'urobiline dans les urines, On n'y trouve pas non plus d'albumine.

La température oscille entre 37°,5 et 38°, mais l'état général reste inquiétant. Pendant trois jours on fait du sérum à des doses variant entre 300 et 500 grammes. Petit à petit, l'état général se relève.

L'enfant n'est complètement remis que le 12 février, c'est-à-dire plus de deux mois après le début des accidents.

OBSERVATION VI. — B. J..., 11 ans. Entrée à la Charité le 18 décembre 1905.

L'enfant a présenté, dans les quinze jours qui ont précédé son admission dans mon service, une angine à fausses membranes d'origine sûrement diphtérique, car une épidémie de diphtérie sévissait à ce moment dans son pays et a donné lieu à plusieurs décès. Cette angine est guérie.

Le début de l'affection actuelle remonte au 15 décembre. Ce jour-là apparurent des douleurs et des vomissements qui ont duré jusqu'au jour de l'admission à l'hôpital.

A l'entrée le ventre est douloureux et un peu ballonné, on trouve une zone d'empâtement à peine sensible au ras de la crête iliaque et de la partie supérieure de l'arcade crurale. État général grave.

Opération le soir même. Anses grêles libres un peu

rouges, pas de liquide dans le péritoine. Sous le cæcum abcès contenant un demi-verre de pus avec un appendice gangrené et un calcul. Ce que l'on resèque de l'appendice a environ 2 centimètres. 2 drains sous le cæcum.

Pendant la nuit, l'enfant a un vomissement marc de café.

Le 19 et le 20, deux autres vomissements dans lesquels on trouve des ascarides.

Pendant ces deux jours, la température oscille entre 38°,4 et 38°,9.

Les urines contiennent une grande quantité d'urobiline. Sérum.

Le ballonnement du ventre reste modéré.

Le 21, nouveau vomissement qui rejette trois ascarides.

Décès le 21 au soir.

Le pus de l'abcès a été examiné et ne contenait pas de bacilles de Lœffler.

Peut-être la gravité de cette appendicite a-t-elle été augmentée par le terrain sur lequel elle a évolué, l'enfant ayant eu quelques jours auparavant une attaque de diphtérie.

OBSERVATION VII. — Empruntée à la thèse de Nicod, Paris, 1903.

Garçon de 19 ans, entré à l'hôpital Saint-Louis, 17 juin 1898.

La veille, il fut pris subitement de douleur à droite avec vomissements et fièvre.

A son entrée, la cuisse droite est en flexion légère et en rotation externe.

La contracture rend difficile l'exploration; toutefois, la région comprise entre le rebord costal et l'arcade de Fallope est mate à la percussion.

Pouls 120. Facies, pas très bon.

Opération. — Le péritoine pariétal est sain et la masse intestinale libre de toute adhérence. On décolle, sans l'ouvrir, la séreuse et on arrive sur le fascia iliaca tendu par la collection purulente. Il cède et laisse échapper un flot de pus mal lié tenant en suspension des lambeaux de muscles.

Contre-ouverture dans la région lombaire. Drain allant d'une incision à l'autre.

Mort le lendemain.

Autopsie. — Intégrité de la cavité péritonéale. L'appendice appliqué dès son origine sur la face postérieure du cæcum par l'enveloppe séreuse péri-cæcale, a d'abord une direction ascendante, puis au niveau de la ligne de réflexion du feuillet viscéral dans le feuillet pariétal, il descend avec ce dernier dans la fosse iliaque, où il chemine dans le tissu cellulaire sous-péritonéal entre le fascia iliaca et sa couverture séreuse.

Après 3 centimètres de ce trajet descendant, il effectue la dernière partie de son trajet sous le feuillet aponévrotique lui-même, au contact du psoas iliaque.

Psoas carré des lombes et muscle iliaque en partie détruits par la suppuration.

Appendice gangrené.

OBSERVATION VIII. — Tirée de la thèse de Nicod.

Jeune fille 17 ans, prise subitement d'accidents appendiculaires. Sur le refus d'opération immédiate, traitement médical. Tout paraît se calmer, jusque vers le onzième jour.

A ce moment, sans cause apparente, les signes locaux s'accentuent de nouveau, les douleurs repa-

raissent surtout vives vers la région lombaire inférieure.

Au siège postérieur des douleurs, à la sonorité
intestinale antérieure, à ce fait que la tuméfaction
était plus accessible en arrière, vers la région lombaire, qu'en avant, vers la fosse iliaque, on pense à
une appendicite rétrocæcale suppurée.

Opération : Au seizième jour, incision classique de
Roux, aux confins de la fosse iliaque. On comptait
sur des adhérences, il n'en existait pas. La cavité
péritonéale n'était pas close, le cæcum était porté
en avant ; *derrière lui, dans l'épaisseur du mésocólon
ascendant* et sur son bord externe s'apercevait une
tuméfaction grisâtre ; c'était l'abcès prêt à crever et
à parois très minces. On glisse des compresses autour du cæcum pour protéger le péritoine. On ouvre
le foyer purulent qu'on nettoie et qu'on draine.

Mort 24 heures après.

*Forme aiguë banale avec abcès plus ou
moins volumineux.* — La forme que je vais
décrire ici est la forme habituelle, courante,
de marche généralement assez lente et d'allure sournoise. Voici comment les choses
se passent, du moins ordinairement :

Le malade présente plus ou moins brusquement les symptômes qui caractérisent
l'appendicite au début : Douleurs à prédo-
minance dans la fosse iliaque. Vomissements. Fièvre, s'élevant entre 38°,5 et 39°,5.
Mais généralement ces phénomènes durent
peu, et, en particulier, on a rarement ce

ballonnement du ventre si inquiétant que l'on observe souvent dans les premiers jours de l'appendicite. Très rapidement l'orage se calme : on voit seulement persister la douleur, les troubles digestifs, diarrhée ou constipation, l'anorexie et la fièvre. Celle-ci oscille pendant deux ou trois jours entre 38° et 38°,5 pour redescendre assez rapidement entre 37° et 38°. Pendant ce temps l'examen du ventre donne peu de renseignements. Il n'est pas ballonné, très peu douloureux à droite sauf lorsqu'on veut se livrer à une palpation un peu profonde; on est alors arrêté par une légère résistance de la paroi, bien explicable par la poussée inflammatoire des jours précédents. L'état général qui n'a vraiment été touché que pendant quarante-huit heures au plus redevient bon, souvent même l'appétit commence à renaître et tout danger paraît écarté.

Très souvent il y a eu des selles normales.

Mais vers le cinquième ou sixième ou septième jour, soit sous l'influence d'une reprise très prudente de l'alimentation liquide, soit à la suite d'un léger purgatif, soit même sans cause apparente, on voit les douleurs se renouveler et la température remonter au-dessus de 38°. On institue à nouveau le traitement par la glace et la diète, mais les phénomènes ne cèdent pas, l'état général décline un peu. Si à ce moment, c'est-à-dire entre le huitième et le dixième jour, on examine avec soin le malade, on s'aperçoit que l'état du ventre ne s'est pas modifié. Il y a peu ou pas de ballonnement, on a toujours une légère résistance quand on cherche à déprimer profond et on réveille à nouveau de la douleur. La région cæcale ne dessine aucune saillie, elle est normalement sonore. Mais vient-on à tenter de déprimer la paroi abdominale avec l'index droit couché parallèlement à l'arcade crurale et à la crête iliaque, on sent une résistance assez nette et l'on éprouve une difficulté très marquée à pénétrer dans la fosse iliaque, difficulté que l'on peut apprécier en essayant d'en faire autant du côté opposé. La percussion à ces mêmes points dénotera une légère matité. Enfin, si, faisant un peu soulever le malade, on déprime profondément la région lombaire, il arrivera très souvent que l'on déterminera une assez vive douleur.

L'examen devra être complété par la percussion et l'exploration de la région du foie, que l'on pourra trouver normal ou quelquefois un peu gros; par la recherche dans les urines de l'albumine et de l'urobiline, enfin par le toucher rectal. Celui-ci pourra permettre de sentir parfois sur le côté droit du rectum et assez haut située une masse de consistance variable, quelquefois à peine perceptible parce que trop élevée, d'autres fois tendue et facilement accessible. Le plus souvent cet examen rectal sera négatif.

Le pouls, du moins chez les enfants, a une valeur peu importante; il n'est presque jamais en rapport avec la gravité des phénomènes généraux, car il reste presque toujours très rapide, alors même que la situation ne comporte aucune gravité. J'ai vu chez de petits malades auxquels j'avais pratiqué une appendicectomie à froid, dont la température n'avait jamais dépassé 37°,5 et dont la guérison s'est faite en dix jours sans le moindre incident, le pouls rester pendant une semaine entre 120 et 140. Aussi j'attache beaucoup moins d'importance à sa rapidité qu'à ses caractères de force et d'amplitude.

Dans la forme que je décris, la température, sans être négligeable, ne donne pas toujours des indications sûres. On peut la voir entre 37°,6 et 38°,2 avec des abcès énormes. C'est d'ailleurs un caractère assez constant dans les abcès appendiculaires. Lorsque le

pus est collecté et que la phase vraiment inflammatoire est passée, on voit la température s'abaisser assez rapidement, puis se
maintenir pendant plusieurs jours entre
37°,6 et 38°,3 ou 38°,4 pour remonter ensuite,
quand le volume de l'abcès augmente et que
des régions, jusque-là indemnes, sont progressivement ou brusquement envahies.

Si l'exploration du ventre n'est pas faite
à ce moment méthodiquement, complètement, et en insistant sur les petits détails
que j'ai notés, on peut passer à côté d'une
collection purulente nette. Celle-ci continuera de croître, le pus remontera de plus
en plus sous le côlon, il descendra également du côté du pelvis, à moins que, à
un moment donné, il ne crève dans la
vessie ou le rectum ou envahisse la grande
cavité péritonéale, donnant brusquement
naissance aux symptômes inattendus et
généralement le pronostic fatal que j'ai
signalés dans la première forme.

Voici, rapidement esquissée dans ses
traits principaux, la physionomie de cette
forme d'abcès intra-péritonéal enkysté sous
le côlon et dont j'ai décrit, à propos de
l'anatomie pathologique, les différentes
étapes et les diverses migrations.

Quelques exemples en fixeront mieux encore les caractères principaux.

Observation IX. — X..., 8 ans, a été prise dans la journée du 9 octobre 1905 de douleurs abdominales. Les vomissements sont apparus pour la première fois dans la nuit du 10 au 11. Toutefois l'état de l'enfant ne présentait rien d'alarmant. Le médecin (le regretté Dr Rabot) qui la vit le 9 au soir trouva une température de 39,4. L'état de l'abdomen ne présentait rien de particulier. L'état général était médiocre et compliqué par ce fait que l'enfant présentait une maladie bleue très accusée. Jusqu'au 12 octobre la température oscilla entre 38 et 39, puis redescendit progressivement.

Le 14 elle était à 37,6 le matin, le soir 38,1.

Lorsque je vis l'enfant pour la première fois, le 15 dans l'après-midi, le ventre était plat, peu douloureux, sonore partout. Le palper ne révélait rien; le toucher rectal était négatif. La température avait été le matin de 37,5, le soir elle était montée à 38. Il y avait eu dans la journée et les jours précédents de bonnes selles jaunâtres, non liquides.

Le 16, c'est-à-dire sept jours après le début, la température remonta à 38 le matin, 38,8 le soir, en même temps que se manifestait à nouveau de la douleur. Toutefois, les vomissements ne reparurent pas.

Le 17 même état et même température. Il semble qu'au niveau de la crête iliaque on perçoive un très léger empâtement, mais il est impossible de rien affirmer et seule l'élévation de la température au-dessus de 38 décide l'intervention.

Celle-ci est pratiquée le 18 au matin. L'anesthésie

est faite au Billeroth, très prudemment, et, chose curieuse, on constate que pendant le sommeil l'enfant, dont le visage et les extrémités paraissaient très asphyxiques, du fait de la maladie bleue, prend une teinte rosée et tout à fait naturelle.

Le ventre est de nouveau palpé avec soin. La sensation d'empâtement a disparu à tel point que j'hésite à pratiquer une incision. A l'ouverture du ventre un peu de sérosité ; adhérences autour du cæcum ; en les décollant, issue d'un flot de pus, qui émerge de dessous l'organe.

Le doigt tombe là dans un magma au milieu duquel il est impossible de distinguer l'appendice.

Drain sous le cæcum, et drain dans la région lombaire.

La température oscille entre 38 et 39 jusqu'au 23 au matin. Le soir de ce jour elle est 37,9.

La veille, on avait trouvé des matières dans le pansement.

Cependant, la malade avait eu des selles par le rectum et avait fait des gaz.

A partir du 24, les liquides intestinaux seuls passent par une fistule d'ailleurs invisible.

Au pansement de ce jour la malade a eu une crise pendant laquelle son état asphyxique a augmenté : elle était dyspnéique et son visage exprimait l'angoisse. On a mis cela sur le compte du nervosisme, bien que rien de semblable ne se fût produit au cours des pansements précédents qui ont été plus longs et plus douloureux.

Entre le 24 et le 28, la température oscille entre 38,2 et 37,5. Selles régulières au pansement du 28. Nouvelle crise beaucoup plus longue, très alarmante, le soir la température remonte à 38,5.

A midi, l'enfant est de nouveau très calme.

Le soir à 7 heures, comme sa mère la soulevait un peu sur son oreiller elle meurt subitement, dix jours après l'opération, alors que localement tout semblait en bonne voie.

L'autopsie n'a pu être pratiquée, mais il est légitime d'attribuer à l'état du cœur cette fin brusque.

OBSERVATION X. — X..., dix ans. Début le 24 mai par quelques douleurs, des troubles digestifs caractérisés surtout par de la diarrhée, pas de vomissements. On croit à une légère poussée d'entérite. Glace et diète absolue. La température le 25 et le 29 oscille entre 38,5 et 39,5. Une seule fois elle s'élève à 40. Le ventre reste plat, un peu douloureux à droite.

Entre le 29 mai et le 2 juin la température s'abaisse lentement. Le 2 juin le thermomètre marque 37,8 *le matin*, 37,6 *le soir*.

Le 3 juin je vois l'enfant pour la première fois. Il est pâle et amaigri car la diète a été rigoureuse depuis dix jours. Son ventre ne présente aucune trace de ballonnement. Il est sonore aussi bien à droite qu'à gauche, et un peu douloureux dans les deux fosses iliaques.

Cherche-t-on à pénétrer dans le bassin en déprimant la paroi au-dessus et au ras de la crête iliaque et de la partie supérieure de l'arcade crurale, on sent une résistance plus marquée que du côté opposé. La pression en arrière dans la région lombaire est douloureuse, la cuisse n'est pas fléchie sur le bassin. Le toucher rectal fait sentir à bout de doigt une petite tuméfaction douloureuse dont il est impossible d'apprécier exactement la consistance.

Le pouls est entre 100 et 110. Le foie n'est ni gros

ni douloureux. Pas d'ictère. L'état général n'est pas affecté.

Opération immédiate.

Incision de Roux. Au moment où le doigt arrive sur le bord externe du cæcum le pus apparaît; le décollement étant poursuivi il en sort un flot énorme. La main est alors glissée sur les flancs du bassin, et une nouvelle poussée de pus se fait venant de la profondeur. La surface décollée et occupée par l'abcès est énorme. Elle s'étend sous le côlon jusqu'au-dessous du foie, et en bas se prolonge dans le bassin; la *cavité* péritonéale générale paraît intacte.

Trois drains.

Un drain lombaire, un autre sous le cæcum, le troisième plongeant dans le bassin et sortant par le rectum.

L'appendice n'a pu être retrouvé.

L'enfant quitte la maison de santé le 29 juin gardant une petite fistule stercorale.

Observation XI. — G... C., 7 ans. Entre le 15 octobre 1906 dans mon service à la Charité.

Le début remonte au 7 octobre. Il a été marqué par des vomissements qui ont fait croire à une indigestion.

Un lavement, deux purgations.

A l'entrée le 15 octobre : température 39°,2.

Ventre plat. Pas de matité dans la région cæcale, pas de douleur au lieu d'élection. Empâtement le long de l'arcade crurale, se prolongeant vers la région lombaire. Rien au toucher rectal. Pouls 140. Pas d'ictère. Le 16, la température est revenue à 37°,8. Malgré cela et en tenant compte de la température de la veille, l'opération est pratiquée.

A l'ouverture du ventre : cavité péritonéale libre.

Sous le cæcum poche purulente dont on aspire le contenu avec l'aspirateur de Villard. L'appendice long de 5 centimètres est extirpé difficilement contre ouverture lombaire. Guérison, 3 décembre.

Observation XII. — R. M..., 14 ans. Entré le 7 août 1905 à la Charité.

Début le 5 par une indigestion.

Le 6, l'enfant se lève, mais est obligé de se recoucher à cause des douleurs vives qu'il éprouve. Un vomissement.

Le 7, nouvelle tentative pour reprendre la vie normale. Le malade marche, mais avec peine et courbé en deux. Il entre à la Charité, la température égale 38°,4.

Le 8, au matin, température 38. Pouls 90. Ventre plat, mais la défense musculaire est vive. On ne sent rien.

Le 9, la température remonte à 38,8 et on se décide à opérer, malgré que l'exploration soit tout aussi négative.

Cavité péritonéale libre, sous le cæcum un verre à liqueur de pus.

L'appendice est gangrené et perforé. Par la perforation sort un calcul.

Le 17 septembre l'enfant sort guéri.

Observation XIII. — N. J..., 9 ans. Entre dans mon service le 9 mai 1905.

Crises antérieures il y a deux ans.

Début de la crise actuelle le 30 avril marqué par des douleurs et des vomissements et une température de 39.

A l'entrée prostration marquée : un vomissement.

Défense vive de la paroi à droite. Sensation d'empâtement diffus. Pas de plastron vrai ni d'abcès. Pas de douleur à la pression. Très légère matité au-dessus du rebord osseux iliaque. Le triangle de J.-L. Petit est sonore.

Toucher rectal négatif.

La température jusqu'au jour de l'entrée a oscillé entre 38 et 39. Elle est montée à 39,8 la veille de l'entrée. Opération ce jour-là.

Après incision, on tombe sur une anse grêle collée à la paroi. Pas de pus. En remontant sous le cæcum, le doigt crève une sorte de diaphragme et alors s'échappe un flot de pus.

L'appendice est collé sur le flanc latéral gauche et postérieur du cæcum. Il est réséqué. Il ne présente pas de perforation.

Guérison.

Observation XIV. — L. J..., 11 ans. Entre le 19 septembre à la Charité.

Début le 15 par une douleur « en coup de fusil ». L'enfant a vomi le 16 et le 18. Sa température était à ce moment à 39. Cependant il peut aller à pied à l'Hôtel-Dieu d'où on le renvoie à la Charité où il arrive à pied le 19 au soir. Température 38,2. Le 20 au matin 37,2. Ventre plat douloureux au-dessus de la crête iliaque. Aucune sensation nette. Pouls 94.

Le 20 au soir, 38°,8.

Le 21 au matin, 38,2. Opération.

A l'ouverture du ventre on trouve de suite un peu de pus et le doigt enfoncé vers le bassin en fait sourdre plus abondamment.

Le cæcum est adhérent à la fosse iliaque. En le décollant on trouve un long trajet qui remonte jusque sous le foie et qui oblige de faire un drainage lombaire. La température tombe, mais six jours après elle remonte en même temps qu'apparaissent des vomissements, et qu'on note une suppression absolue des matières et des gaz. L'occlusion cède cependant sous l'influence de lavements d'huile et de purgations à l'huile de ricin.

On objectera peut-être à cette observation qu'il s'agissait d'une forme antérieure, car le pus s'est trouvé à l'ouverture du ventre d'une part, et que d'autre part la position de l'appendice n'a pu être vérifiée puisqu'il n'a pas été réséqué. Ceci étant posé on ajoutera : il n'y a pas que les formes rétro-coliques qui surprennent par leur absence de signes, puisqu'il n'y en avait pas dans ce cas où cependant le pus était en avant.

A ces objections je peux répondre que le fait d'avoir trouvé du pus en arrière du cæcum semble démontrer que là devait être le siège primitif de la lésion, car pourquoi un abcès formé en avant et librement dans la cavité abdominale remonterait-il sous le cæcum alors qu'il a devant lui tout l'espace nécessaire pour se développer?

Pourquoi ce pus qui s'est échappé dès l'ouverture du péritoine ne donnait-il pas de signes à la palpation? Très vraisemblablement parce qu'il n'était pas entouré d'adhérences solides formant poche. C'est parce que les abcès ont une coque, une enveloppe formée par les tissus voisins enflammés et endurcis, qu'on les perçoit sous la forme d'une poche plus ou moins résistante.

Dans le cas qui nous occupe, le pus, d'abord collecté sous le cæcum, était en voie de descendre et de remplir le petit bassin. L'opération est intervenue à ce moment. Quelques jours plus tard, on eût peut-être trouvé du pus au milieu des anses grêles.

Dans toutes les observations que j'ai rapportées jusqu'ici, on a remarqué que les signes physiques nets que l'on a coutume de rechercher et de trouver dans les appendicites suppurées ordinaires faisaient défaut, à savoir : la voussure, la sensation d'une tuméfaction plus ou moins limitée et globuleuse comme celle que donne une collection enkystée, le plastron, etc. Ces symptômes manquent le plus souvent dans la variété rétro-colique. Toutefois, lorsque le cæcum est fortement soulevé par l'abcès sous-jacent, on peut avoir l'illusion d'une collection purulente de siège ordinaire. Témoin ce cas rapporté par Nicod et que je résume.

OBSERVATION XV. — J. H..., 23 ans. Début il y a douze jours.

A l'entrée, douleur appréciable dans la région cæcale. A l'inspection, tuméfaction volumineuse très douloureuse et qui semble fluctuante en un point, matité du flanc droit. Tous les signes d'une appendicite normale antérieure.

Opération : A l'ouverture du ventre, le cæcum est sain, distendu, non adhérent.

La collection est rétro-cæcale. On suture le bord externe du cæcum au péritoine pariétal. On protège avec des mèches de gaze la grande cavité péritonéale. On ouvre l'abcès avec l'ongle. Il s'écoule un grand verre de pus. Le doigt pénètre derrière le cæcum, dans une cavité cloisonnée fermée par des adhérences en haut, en bas et en dehors ; en dedans, un *petit pertuis donne issue dans un nouvel abcès dirigé vers le rectum.*

Forme aiguë à évolution postérieure rétro-péritonéale et psoïtique. — Comme je l'ai dit à propos de l'anatomie pathologique, il arrive que, soit primitivement, soit secondairement, l'infection est portée dans le tissu cellulaire ou dans les plans musculaires de la fosse iliaque. On a alors le tableau bien connu du phlegmon iliaque, de la psoïte, du phlegmon péri-néphrétique saillant en avant ou au contraire pointant vers la région lombaire. Comme évolution dernière on voit se produire des abcès sousphréniques, des pleurésies purulentes sousdiaphragmatiques évacuées quelquefois par vomique ou envahissant finalement toute la cavité pleurale. On peut même observer, comme accidents éloignés, des troubles urinaires dus à des adhérences inflammatoires enserrant l'uretère à sa naissance au-dessous du bassinet.

Ces manifestations diverses font partie des formes sous-péritonéales de l'appendicite copieusement étudiées par nombre d'auteurs et sur lesquelles MM. Cavaillon et Chabanon ont publié dans la *Province médicale* de 1907 un important mémoire. Je n'y insisterai donc pas, car j'ai eu surtout pour but d'attirer l'attention sur les formes intra-péritonéales pures.

Après en avoir décrit les modalités aiguës je voudrais dire quelques mots des cas subaigus et presque chroniques.

Formes subaiguës. — A) *Simples.* — Comme je l'ai déjà dit, la localisation rétro-colique du pus s'oppose à sa rapide diffusion et constitue une condition favorable à sa résorption et à son enkystement: aussi nombre de ces appendicites rétro-coliques se refroidissent-elles sans incidents. Si l'on faisait des statistiques sur la position des appendices enlevés à froid, on noterait qu'un très grand nombre étaient couchés sous le cæcum et le côlon.

Néanmoins, entre les cas aigus et les cas chroniques justiciables seulement d'une opération à froid, il en est d'autres dans lesquels le processus inflammatoire ne s'éteint pas complètement.

Il couve, pour ainsi dire, dans une région profonde, dissimulée, difficilement accessible à l'exploration. Le chirurgien, après avoir attendu pendant quinze jours à trois semaines et plus, l'extinction d'une poussée inflammatoire qui paraît toujours sur le point de se refroidir, est finalement obligé d'intervenir pour couper court à des accidents infectieux qui, pour n'avoir pas une allure franchement péritonéale, c'est-à-dire alarmante, n'en sont pas moins redoutables et c'est ce qui m'amène à parler de la forme :

B) *Subaiguë et infectante.* — On aurait tort de croire que l'appendicite sous-cæcale, sous prétexte qu'elle évolue ordinairement assez loin du péritoine, est peu dangereuse. J'ai déjà montré que, dans sa forme aiguë, elle peut revêtir une allure infectante grave.

Il en est de même quand elle a une allure plus torpide. Lorsque celle-ci se manifeste à la suite d'une crise aiguë, l'observateur averti saura rattacher à leur véritable cause les symptômes d'infection qui pourront persister ; mais, lorsque l'appendicite sous-cæcale revêt d'emblée une marche lente et n'a pas débuté par des phénomènes bruyants et caractéristiques, le clinicien pourra être induit en erreur et chercher longtemps ailleurs que dans la fosse iliaque droite l'explication d'un état manifestement infectieux. Celui-ci a généralement pour substratum anatomo-pathologique l'envahissement des tissus sous-péritonéaux par une suppuration primitivement intra-péritonéale et dont la diffusion se fait soit par érosion de proche en proche, soit par la voie lymphatique, soit par la voie veineuse.

Au point de vue clinique et d'une manière très générale, il s'agit de malades qui, à la suite d'une crise franche ou, au contraire, après quelques troubles digestifs d'interprétation difficile, continuent à souffrir un peu, digèrent mal, ont des douleurs fugaces dans la fosse iliaque droite, du ballonnement intestinal, quelques petits frissons, des températures oscillantes, parfois de l'ictère ; presque toujours de l'albumine dans les urines. Ils maigrissent, perdent leurs forces, se cachectisent si une intervention opportune ne vient pas ouvrir et drainer le foyer infectieux.

Assez nombreuses sont les observations concernant ces cas. Les dimensions de ce mémoire ne me permettent pas de reproduire ici toutes celles que j'ai pu recueillir. Cependant il en est une que je veux citer ici, parce qu'elle est très typique et parce qu'elle a été prise d'une façon aussi minutieuse qu'impartiale à une époque où l'appendicite était très mal connue.

Il s'agit de l'observation de Gambetta, qui figure très résumée dans la thèse de Nicod.

Lannelongue, dans ses *Leçons de Clinique chirurgicale*, parues en 1905, la relate avec un luxe de détails qui la rendent extrêmement instructive et intéressante. C'est pour cela que je me permets de la citer dans cette étude, qui a surtout pour objet des enfants et adolescents.

OBSERVATION. (Empruntée aux Cliniques de Lannelongue et résumée.)

« La santé de Gambetta laissait fréquemment à désirer depuis un an : fréquemment il éprouvait des malaises abdominaux dont il lui répugnait de parler, malgré les conseils de ses amis, qui le voyaient souffrir. Il lui est arrivé plusieurs fois de quitter les personnes avec lesquelles il se trouvait, ou de se tenir à l'écart d'une conversation, tant la douleur le dominait.

D'autre part, M. Liouville ayant interrogé M. Gambetta père, à Nice, sur les antécédents pathologiques de son fils, il lui a été répondu ceci : A l'âge de onze ans, M. Léon Gambetta a été atteint d'une affection abdominale du côté droit, qui dura trente-deux jours et donna de telles inquiétudes, qu'on crut l'enfant perdu.

... Dans le cours de cette affection, il y aurait eu des évacuations dans lesquelles on aurait trouvé du pus. Il se serait manifesté en même temps une suppuration parotidienne.

. . . .

Gambetta était convalescent de la blessure qu'il s'était faite à la main.

Il semblait presque complètement remis quand il fut pris, dans la soirée du 8 décembre, de malaises abdominaux caractérisés surtout par de la distension gazeuse et du dégoût pour les aliments.

T. 37°,5. Pouls 84.

Le 9 au soir, en allant à la selle, il a ressenti subitement, dans le flanc droit, une vive douleur dont il précise mal le siège. Cependant, il n'y a nulle part d'empâtement, et il se plaint à peine quand on presse dans le flanc ou sur la région lombaire.

Le 11. T. 36°,8. Pouls 76. Purgation.

Le 13. T. 36°,8. Pouls 76. Le dégoût pour les aliments a disparu, la santé générale ne laisse rien à désirer, le ventre est libre.

Le 15 décembre, nouveau malaise abdominal; éructations fréquentes; Gambetta s'est endormi à table après avoir mangé un œuf, et n'a pas continué son repas. Toutefois, il fait sa première sortie dans son parc pendant vingt minutes.

Le soir, T. 36°,6. Pouls 76.

Le 16 décembre au matin, T. 36°,6. Pouls 72.

Inappétence, violentes coliques, renvois incessants,

figure rouge, ventre un peu tendu. Courte promenade en voiture.

Le 16 au soir, T. 39°,6. Pouls 88.

Sensation de chaleur vive non précédée de frisson, mais suivie d'une transpiration abondante. Tous les phénomènes sont concentrés dans le ventre, qui est tendu et un peu douloureux à droite, pourtant on n'y trouve pas d'empâtement.

Le 17 décembre, à huit heures du matin, T. 39°,4. Pouls 80.

M. Siredey constate un empâtement douloureux et très circonscrit dans la fosse iliaque droite et pense à de la typhlite.

Le soir, T. 39. Pouls 84.

Le 18, *même état*. Il se produit le soir, à 6 heures, un frisson de vingt-cinq minutes de durée.

Le 19, le matin, T. 36°,5. Pouls 76.

Le soir, T. 38°,1. Pouls 72.

Ce jour-là, l'examen attentif du ventre donne les résultats suivants :

Le ventre est souple et d'aspect uniforme ; l'exploration de la fosse iliaque droite est facile et fort peu douloureuse superficiellement ; on constate dans sa partie la plus élevée à deux travers de doigt environ au-dessus de l'épine iliaque supérieure un empâtement très profond et douloureux à la pression, de forme allongée et cylindrique, ressemblant à un boudin. Cet empâtement suit le trajet du côlon ascendant et cesse d'être senti au delà d'une longueur de 3 à 5 centimètres environ.

La percussion en révèle aussi l'existence ; il y a là une submatité circonscrite, séparée de la matité du foie par une zone transversale sonore d'un pouce environ. En explorant la région lombaire, on ne découvre rien d'anormal ; une pression forte au niveau du rein ne réveille pas de sensibilité. Les mouvements du membre inférieur de ce côté sont tout à fait libres. Les urines révèlent l'existence d'une assez forte proportion d'albumine.

Le 20 et le 21, la température oscille entre 36º,5 et 39º, avec de petits frissons.

Le 22 décembre, la température tombe toute la journée. Elle reste entre 36º,8 et 37º, le pouls à 72. Abdomen dans le même état.

Le 23 décembre de même. Charcot confirme le diagnostic de pérityphlite.

Le 24, le 25 et le 26 décembre se passent sans incidents. La température monte une fois à 38º,6, le pouls reste à 80 indéfiniment.

A partir du 27 décembre, le tympanisme abdominal s'accuse de nouveau, l'empâtement profond a peu changé, la peau est devenue sensible, la cuisse droite a tendance à être tenue fléchie, mais le malade la remet spontanément dans l'extension sans aucune douleur. La température varie entre 37 et 38º,8. Le pouls à 80.

Le 29 décembre, un érysipèle se déclare sur le côté droit, probablement sur la plaie laissée par un vésicatoire appliqué quelques jours auparavant.

La mort survient le 31.

En somme, deux phases dans l'évolution de la maladie.

Une première phase de douleurs, de ballonnement et d'apyrexie qui a duré du 9 au 16.

Une deuxième phase du 16 au 29, marquée par de la fièvre, l'apparition d'un empâtement profond, très probablement intra-péritonéal.

En effet, rien ne permettait de penser à une psoïte, et la légère tendance à la flexion notée le 27 décembre est due tout simplement à l'inflammation de

la peau dans la profondeur de laquelle germait l'érysipèle qui emporta le malade.

Durant toute la maladie, il y eut à peine un ou
deux vomissements ; et les selles furent presque con-
tinuellement obtenues régulièrement, soit à l'aide
de purgatifs, soit par lavements.

J'emprunte au protocole d'autopsie les détails qu
intéressent la cavité abdominale :

Le péritoine contient des gaz fétides et une petite
quantité de liquide séro-purulent. La surface du
péritoine pariétal est à peine rosée et sans traces de
fausses membranes fibrineuses.

Les anses de l'intestin sont libres d'adhérences
et ne présentent pas non plus de fausses membranes.

La partie postérieure du cæcum est unie à la paroi
abdominale par des adhérences résistantes et anciennes.

En décollant le cæcum et en le soulevant, on découvre un foyer d'infiltration purulente contenant
environ deux cuillerées de pus. Ce foyer s'étend en
haut jusqu'à la partie inférieure de l'atmosphère
adipeuse du rein, en dedans, jusqu'à la colonne en
arrière du psoas, et il envoie en bas un prolongement long de 3 à 4 centimètres dans le petit bassin.

L'appendice (qui portait deux perforations) con-
tournait l'extrémité inférieure du cæcum, puis se
repliait de bas en haut pour passer en dessous et en
arrière du cul-de-sac cæcal.

Dans la première partie de son trajet, qui mesure
5 centimètres, l'appendice est recouvert comme le
cæcum, auquel il adhère par la séreuse péritonéale.
Mais depuis ce point, où il pénètre en arrière du
cæcum jusqu'à son extrémité terminale, dans une
étendue de 6 centimètres, l'appendice est situé dans
le tissu cellulaire interposé au cæcum et au fascia

iliaca. *Il est dirigé là de bas en haut, il adhère à la paroi postérieure du cæcum.* »

A lire ce compte rendu, on pourrait croire que l'appendice réalisant une disposition exceptionnelle plongeait normalement et d'emblée dans le tissu cellulaire iliaque. Mais il est dit qu'il était accolé à la face postérieure du cæcum. Cette disposition est à nouveau mentionnée avec détails dans la lettre adressée par Cornil à Lannelongue, touchant l'état de l'appendice. Or, le cæcum reposant lui-même toujours sur le péritoine pariétal postérieur, l'appendicite rétro-cæcale avait été d'abord intra-péritonéale, et ce n'était qu'à la longue, et parce que la suppuration avait duré vingt-deux jours, que ce foyer purulent, bridé du côté de la cavité abdominale, s'était progressivement inoculé aux plans profonds. D'ailleurs, si le processus n'avait pas été intra-péritonéal, aurait-on retrouvé au fond du bassin quelques cuillerées de liquide purulent?

En vérité, l'observation de Gambetta que je viens de rapporter sort du cadre que je me suis tracé, puisque j'envisage surtout l'appendicite rétro-cæcale chez les enfants. Si je l'ai rapportée, c'est en raison de l'importance du personnage qui en fait l'objet, c'est aussi parce qu'il serait difficile d'en trouver une qui fût plus démonstrative de la thèse que je défends ici.

Mais ce serait une erreur de croire que ce cas est exceptionnel, même à notre époque où l'appendicite est mieux connue. J'en pourrais citer, soit chez des adultes, soit chez des enfants, des observations démonstratives.

L'appendicite rétro-colique subaiguë peut ne pas revêtir cette forme infectante rapide et, se bornant à des désordres locaux, donner naissance à des phlegmons chroniques de la fosse iliaque à allure de néoplasmes;

Des psoïtes chroniques, en imposant pour des maux de Pott à marche assez rapide avec abcès précoce ou pour des coxalgies;

Des suppurations lombaires rattachées à des accidents d'origine rénale, etc.

Mais, comme je l'ai déjà dit, ce sont des accidents sous-péritonéaux sur lesquels je ne veux pas insister.

DIAGNOSTIC ET PRONOSTIC

De toutes les formes de l'appendicite, la variété rétro-colique est peut-être la plus difficile à diagnostiquer en temps utile : il s'agit, en l'espèce, non seulement de dépister l'appendicite elle-même ce qui est souvent compliqué, mais encore de préciser sa localisation. Sans entrer dans des détails qui ne seraient pas de mise ici, je veux simplement indiquer les grandes lignes de l'examen auquel on doit se livrer et les points particuliers sur lesquels il convient d'insister. Je laisserai systématiquement de côté tout ce qui a trait au diagnostic de l'appendicite en général.

C'est généralement au troisième jour de la crise que le chirurgien est appelé auprès d'un appendiculaire. Si le diagnostic est posé d'une façon ferme, son attention se concentre immédiatement sur deux points :

La recherche de phénomènes péritonéaux commandant une intervention urgente ;

La découverte d'un plastron inflammatoire ou d'un abcès indiquant que le processus tend à s'enkyster et permettant de surseoir temporairement à toute intervention.

Or, dans le cas d'une appendicite rétrocæcale, il ne faut pas s'attendre à rencontrer un seul des signes révélateurs des phénomènes que je viens d'indiquer. Le chirurgien trouvera souvent le malade avec un ventre non ballonné, à peine douloureux, sonore partout, sans empâtement ni plas-

tron ; les vomissements (s'il y en a eu) auront cessé, la température sera en décrois-
sance et il pourra penser très légitimement
qu'il s'agit d'une crise en voie de refroidis-
sement. Sans doute, la chose est possible et
même fréquente, cependant cette accalmie ne
devra pas faire cesser une surveillance très
étroite.

Il faudra rechercher avec soin toutes les
sensations d'empâtement profond qui pourront faire soupçonner un abcès très éloigné
de la paroi.

L'exploration devra porter notamment
et avec persistance sur la région qui avoi-
sine la crête iliaque et la partie supérieure
de l'arcade crurale. Quand bien même tout
le reste du ventre sera souple et sonore on
percevra à ce niveau, en essayant de déprimer les plans musculaires, une sensation
de résistance très nette ; on s'apercevra que
l'on pénètre moins aisément dans la fosse
iliaque droite que dans celle du côté opposé:
on éveillera une douleur lointaine révéla-
trice d'un foyer dissimulé.

Il faut avoir soin de palper la région
lombaire ; non pas que les abcès y soient
fréquents, mais parce que les plans mous
qui remplissent l'échancrure costo-iliaque
sont sous-jacents au côlon ascendant, et

qu'une dépression profonde faite lentement avec deux ou trois doigts éveillera de la douleur, lorsqu'un abcès sera en voie d'extension au-dessous du côlon ascendant.

Lorsqu'il sera un peu accusé et sans même qu'il ait envahi les tissus sous-péritonéaux, on le sentira aisément par cette exploration.

Le toucher rectal sera toujours pratiqué et s'il révèle la présence d'un abcès, il ne faudra pas se hâter de conclure à l'existence d'une appendicite pelvienne. Ce que j'ai dit des migrations basses, des abcès rétro-cæcaux, suffit à expliquer cette restriction. Enfin, il faudra explorer la jambe au point de vue de sa mobilité : savoir s'il existe une légère flexion de la cuisse, si l'extension complète est facile ou douloureuse. On décélera ainsi parfois un léger degré d'irritation du psoas-iliaque au contact d'un abcès encore séparé de lui par une barrière péritonéale et aponévrotique.

Comme dans toutes les appendicites l'état du foie et des urines sera l'objet d'examens répétés.

L'augmentation du nombre des globules blancs est un signe d'une grande valeur pour apprécier la formation et l'extension des abcès. Il est appelé à rendre de très réels services dans le diagnostic de ces suppurations profondes et peu accessibles à l'examen direct.

En l'absence de tout symptôme abdominal, il faut tenir grand compte de la température. Volontiers on s'imagine que les températures élevées, c'est-à-dire supérieures à 38°,5, ont seules une valeur au point de vue de la gravité du pronostic. Lorsque le thermomètre oscille entre 37°,8 et 38°,4, on se rassure et l'on est presque tenté de déclarer qu'il n'y a pas de fièvre. Si d'aventure la température reste pendant quarante-huit heures au-dessous de 38°, on ne se donne même plus la peine de penser à la moindre complication. Or, je crois avoir assez démontré par des exemples que, lorsque l'abcès est formé et enkysté loin de la cavité péritonéale, la température s'abaisse et reste basse pendant deux ou trois jours, pour remonter ensuite. Il ne faut donc pas se laisser aller à une sécurité qui peut être préjudiciable au malade. Lorsque, au troisième ou quatrième jour, et à plus forte raison au delà, un appendiculaire a une température égale ou supérieure à 38°, on peut être certain qu'il y a du pus.

Si l'on constate la présence d'un plastron ou d'un abcès, dont on peut facilement apprécier et surveiller l'extension ou la rétrocession, rien ne presse d'opérer : la glace, la diète absolue (avec proscription de tout liquide), pourront, sous le contrôle même du chirurgien, amener la disparition de tous les symptômes.

Si l'on ne sent rien soit parce que le ventre est ballonné, soit même lorsqu'il est plat et suffisamment souple, il faut se dire que cet abcès certain, non douteux, évolue en un point où l'exploration ne peut pas l'atteindre et ne permet pas de le surveiller.

Il y a tout à craindre de son extension sournoise, soit du côté du péritoine, soit vers le bassin, soit sous le foie, soit dans les plans sous-péritonéaux de la fosse iliaque et de la région lombaire, soit vers la vessie.

Il y a indication très précise à couper court à son évolution. Je ne parle pas, au point de vue du diagnostic et pour les raisons que j'ai énoncées plus haut, des cas où il existe un phlegmon iliaque avéré, ou une psoïte, ou un abcès périnéphrétique; le diagnostic est beaucoup plus aisé, et la conduite à tenir beaucoup plus nette et très bien indiquée par l'étendue et le siège même de la suppuration.

Enfin, dans les cas subaigus et presque chroniques, avec fièvre légère et oscillante,

troubles digestifs inconstants, amaigris-
sement, douleurs surtout prédominantes à
droite, mais plus ou moins passagères, il
faudra rechercher avec soin, dans les antécédents éloignés ou récents, les symptômes
d'une crise appendiculaire nette ou larvée,
explorer avec soin les alentours de la région
cæcale, et aller jusqu'à la laparotomie
exploratrice conduite comme je le dirai si on
a quelque raison sérieuse de suspecter l'appendice.

En effet, si le pronostic de l'appendicite
rétro-cæcale est moins grave immédiatement que celui d'une inflammation développée autour d'un appendice libre dans la
cavité abdominale, il peut le devenir assez
rapidement et surtout à échéance plus longue. Ce qui doit le rendre réservé, c'est la
difficulté d'établir un diagnostic précis, en
dehors de tout signe objectif appréciable,
c'est aussi l'allure sournoise et dissimulée
du processus inflammatoire, qui évolue à
l'abri de tout contrôle et avec une allure
plutôt faite pour calmer les inquiétudes,
endormir toute surveillance, ou égarer le
diagnostic.

Même lorsqu'une intervention propice
vient dénouer la situation, il faut compter
avec les grands délabrements que nécessite

l'ouverture d'abcès étendus et avec l'atteinte que peut subir l'état général du fait d'une suppuration longue et de la résorption lente de produits infectieux.

TRAITEMENT

Je ne veux pas entrer ici dans la discussion toujours ouverte sur le moment ou plutôt sur l'heure à laquelle il convient d'opérer une appendicite. Que les bienfaits ou les méfaits de l'opération précoce puissent s'étendre aux cas qui nous occupent, là n'est pas la question. En pratique, il faut se résigner à voir les appendicites au plus tôt après quarante-huit heures, et la forme rétro-colique n'est pas de celles dont les symptômes provoquent d'emblée une décision opératoire.

J'ai suffisamment insisté à propos du diagnostic sur les signes qui doivent faire soupçonner ou découvrir un abcès profond. Quand ces signes existeront, il ne faudra pas hésiter à opérer. L'intérêt ici n'est pas seulement de savoir quand il faut opérer ; il réside aussi et beaucoup dans la façon dont il faut se comporter.

Il y a lieu d'établir des distinctions suivant les cas.

Cas aigus. — a) *L'abcès est perceptible.* — Il faut inciser au point où sa saillie apparaît le plus nettement. Si c'est franchement en arrière dans la région lombaire, comme dans le cas de Broca, c'est là qu'on se portera, quitte à recourir ensuite à des débridements latéraux ou antérieurs si la chose est nécessaire.

Si le pus fait saillie en dehors à la partie antérieure de la crête iliaque et à la partie supérieure de l'arcade crurale, l'incision de Roux, légèrement rapprochée de la crête iliaque, pourra suffire ; mais comme très souvent l'abcès remonte plus haut, Grinda, de Nice, a préconisé au Congrès de Moscou et à la Société de chirurgie de 1897 une incision lombo-iliaque qui part en arrière du bord externe de la masse sacro-lombaire, s'incurve en bas parallèlement à la crête iliaque et à un travers de doigt au-dessus d'elle pour se terminer à 3 centimètres en avant de l'épine iliaque antéro-supérieure. Au fond, toutes les méthodes, toutes les incisions sont défendables quand on sent l'abcès, que l'on va au plus près, qu'on l'ouvre et qu'on se laisse guider ensuite par sa cavité pour faire les débridements et les contre-ouvertures que comporte la situation.

b) *Abcès non perceptible ou se traduisant seulement par des symptômes à distance: psoïte.*

Le parti à prendre apparaît moins nettement étant donné que souvent après la laparotomie on trouve une cavité péritonéale non cloisonnée, un cæcum libre et des anses intestinales sans adhérences qui viennent battre dans la plaie. La crainte de provoquer l'irruption du pus et d'inoculer des parties saines hante l'esprit de l'opérateur.

Le Dentu, dans le *Bulletin médical de l'Académie de Médecine* de 1896, insiste sur les dangers des formes profondes rétro-cæcales au point de vue de la possibilité de faire passer le pus dans le ventre libre. Il tire cette conclusion que ce sont ces formes qu'il faudrait pouvoir opérer dès le début de la crise, car lorsque l'abcès est formé, il est mal commode de l'évacuer.

Préoccupés par ces difficultés, nombre d'opérateurs préconisent-ils encore, pour ces cas, la voie externe à la manière de Grinda mais avec quelques variantes.

Les uns, comme dans la laparotomie sous-péritonéale pour phlegmon du ligament large, décollent le péritoine pariétal et au moment où l'adhérence de celui-ci à la paroi de l'abcès devient trop intime ils incisent la poche à moins que celle-ci ne vienne à crever d'elle-même.

D'autres incisent le péritoine, puis ayant constaté la liberté du cæcum, le non-cloisonnement de la cavité péritonéale, ils suturent le péritoine pariétal à la face antérieure du cæcum pour créer une cloison et drainer en dehors.

On peut faire à ces deux procédés plusieurs reproches :

1° On s'interdit la recherche du prolongement antérieur et inférieur de l'abcès surtout quand on n'ouvre pas du tout le péritoine. On peut omettre aussi de drainer un abcès pelvien de volume assez petit pour avoir échappé au toucher rectal.

2° Il faut renoncer à réséquer l'appendice; tout au plus pourra-t-on, si le hasard le veut, rencontrer sa pointe et l'enlever à l'aveugle.

3° Ces méthodes ne mettent pas à l'abri des inoculations péritonéales parce que l'on fait sous le cæcum, à bout de doigt, des manœuvres un peu brutales, hors du contrôle de la vue ; Goinard rapporte, dans le *Lyon médical* de 1898, une observation personnelle où après ouverture du ventre, ayant vu le cæcum libre, il essaya, après fermeture du péritoine, de faire le décollement

externe pour atteindre la collection sous-
cæcale ; celle-ci creva dans le ventre. Le
malade mourut huit jours après d'accidents
pulmonaires.

4° Si l'abcès est très loin et très haut, il
est impossible de l'atteindre. Dans un cas
que j'ai eu l'occasion de voir récemment,
l'abcès était sous le foie, contre la colonne
vertébrale ; les symptômes d'appendicite
avaient été peu nets, l'affection datait de
trois semaines, il y avait des signes nets de
psoïte. J'essayai d'abord du décollement que
je ne pus mener assez loin. J'ouvris alors
le péritoine et constatai que la cavité était
libre. Après avoir soulevé le cæcum, je ne
pus atteindre l'abcès. Je fus obligé d'agran-
dir l'incision par en haut, en sorte que tout
le bord antérieur du foie était dans la plaie.
Je pus alors au bout du doigt, sous le côlon
et contre la colonne, sentir un abcès que je
crus être un abcès par congestion. Il creva
au moment de cette exploration au milieu
des compresses que j'avais disposées tout
autour : son pus était peu fétide et je serais
resté convaincu d'avoir ouvert un abcès
froid si je n'avais trouvé dans la poche
l'appendice gangrené et perforé.

Pour les divers motifs que j'ai exposés et
parce que l'on sait mieux aujourd'hui évo-

luer dans le péritoine et le protéger, la plupart des chirurgiens préfèrent la voie intrapéritonéale.

D'aucuns, comme Brault et Quénu, ont fait d'abord du drainage d'attente, consistant à disposer des mèches autour du cæcum pour obtenir un cloisonnement et créer un débouché au pus. Ce procédé est compliqué et insuffisant.

« D'après Reynier (*Soc. de chir.*, 1895), ce drainage peut être en défaut et il cite même un cas où il a vu le pus fuir la mèche; de même Reclus. » Le mieux, comme le. dit Nicod, est de tout terminer dans une seule séance; il est peu prudent de laisser un malade avec une collection intra-péritonéale en comptant sur l'efficacité du drainage d'appel.

On agira donc de la façon suivante : après ouverture du péritoine, si l'on constate qu'il n'y a ni abcès ni adhérence en avant et sur le côté interne du cæcum, on glisse et on étale tout autour de celui-ci d'épaisses compresses destinées à refouler et à soutenir les anses grêles. Ceci fait, on cherche à décoller le cæcum par son bord externe et à passer sous son pôle inférieur. Presque immédiatement, on voit sourdre du pus. On glisse dans le trajet fait par le doigt le plus petit modèle de l'aspirateur de Villard et l'on assèche en quelques secondes toute la cavité que l'on tamponne temporairement.

Ceci fait, et après s'être soigneusement désinfecté les mains ou après avoir changé de gants de caoutchouc, on glisse le doigt en suivant les parois du bassin vers le fond de la cavité pelvienne pour rechercher un prolongement de l'abcès qui existe fréquemment. L'intestin grêle est récliné avec un large écarteur placé au-dessus des compresses. Les bords de la plaie ont été également protégés par des compresses épinglées avec des pinces. Si le doigt fait remonter du pus, on évacue encore la collection à l'aspirateur et on la tamponne.

Il faut alors, autant que faire se peut, rechercher l'appendice en se repérant sur son insertion au cæcum et en faisant soulever celui-ci. Quelquefois le doigt glissé dans la poche rétro-cæcale l'accrochera facilement et le saisira sur l'une des parois de l'abcès. D'autres fois, au contraire, il sera impossible de le distinguer surtout lorsque les plans musculo-aponévrotiques sous-jacents ont été intéressés. On tombe dans des adhérences, dans un magma au sein duquel il est souvent impossible de reconnaître le cordon de consistance, cependant bien particulière;

que forme l'appendice. Quand on l'a retrouvé
au bout du doigt, il est possible de le rame-
ner dans la plaie par simple traction, mais
si on a quelque peine il vaut mieux essayer
de le suivre en sens inverse et de le décorti-
quer par la méthode sous-séreuse. En effet,
son adhérence à la paroi postérieure du cæcum est souvent fort solide en quelques
points: d'autre part, la paroi cæcale peut être
très altérée par l'immersion prolongée dans
le foyer de l'abcès, et l'on peut créer des
perforations larges et toujours longues à
fermer. Il est difficile, quand on résèque
l'appendice au milieu du pus, de s'appliquer à des minuties opératoires. On peut se
borner à placer un fil sur le méso et sur
l'appendice et à cautériser le bout coupé de
celui-ci. L'enfouissement dans les tuniques
du cæcum est plus dangereux qu'utile. La
paroi cæcale enflammée saigne beaucoup,
se déchire facilement et les sutures sont
faites fatalement en dehors de toute asepsie.

L'appendice étant ou non réséqué, reste
la question du drainage laquelle, en l'espèce,
est capitale.

Duret, au Congrès de chirurgie de 1897,
avait attiré l'attention sur le procédé que j'ai
signalé plus haut et qui consiste à suivre
l'abcès après avoir suturé le péritoine parié-

tal à la face antérieure du cæcum ; en outre, il avait vivement recommandé la contre-ouverture lombaire et le drainage par la voie postérieure et haute.

Villemin (Société de chirurgie, 1906) l'emploie même d'une manière plus générale. Il en vante les heureux effets dans les cas de péritonite généralisée d'origine appendiculaire chez les enfants et le préfère au drainage par voie rectale ou vaginale.

Sans lui reconnaître des indications aussi larges, je le crois indispensable dans toutes les formes hautes d'appendicite, qu'elles soient externes ou franchement postérieures.

Il faut toujours faire au-dessus de la crête iliaque et très en arrière une incision parallèle à l'os pour éviter autant que possible la blessure des artères lombaires. Cette incision ayant été élargie au dilatateur, une longue pince est glissée qui vient ressortir par la plaie abdominale.

Il m'est arrivé une fois de cliver avec le bout même de cette pince le péritoine pariétal d'arrière en avant et de le séparer des muscles sus-jacents. Je ne pris pas garde que ma pince était venue ressortir dans la plaie abdominale au-dessus et en dehors du péritoine ; je plaçai sans difficulté un drain dans ce trajet artificiel et ne m'en aperçus

que deux jours plus tard. Je signale cet acci-
dent en passant. Ce drain pourra, si la
cavité rétro-colique est volumineuse, être
laissé sous le côlon, son extrémité étant assu-
jettie solidement aux lèvres de la contre-ouverture lombaire.

Un autre drain, placé sous le cæcum en
avant, sortira par la plaie abdominale.

Enfin lorsqu'il existera un prolongement
pelvien, on drainera soit par un drain debout
si ce prolongement est peu important, soit
à travers le rectum si l'abcès pelvien en vaut
la peine.

Le point essentiel c'est de drainer en arrière, c'est par là que dans la position couchée
s'évacuera la majeure partie des liquides
septiques ; c'est là que le pansement sera
le plus souillé et c'est là aussi que le drain
devra être maintenu le plus longtemps.

2° CAS CHRONIQUES. — *Opération à froid.*
— L'appendicectomie à froid dans la variété
d'appendicite que je viens d'étudier ne comporte pas d'indications spéciales, mais présente des difficultés particulières. Les reliquats adhérentiels toujours fréquents même
après les crises les mieux et les plus longuement refroidies, rendent fort difficile l'ablation de l'appendice. Celui-ci est parfois

accolé au cæcum dans toute sa longueur. On le soulève et on le récline en même temps que cette portion du gros intestin. Masqué par des adhérences il ne fait presque aucun relief, et quand on l'a reconnu il peut être très imprudent de vouloir l'enlever et le décoller d'un bloc. Sous la pointe de l'appendice décollé ou arraché on peut trouver un amincissement considérable de la paroi cæcale ou même une véritable perforation.

Le mieux sera de recourir à l'appendicectomie sous-séreuse, sur laquelle j'ai déjà attiré l'attention à l'instigation de M. le professeur Poncet qui le premier l'a préconisée.

Le même procédé rendra encore les plus grands services lorsque l'appendice accolé pendant une partie de son trajet au cæcum remonte ensuite en suivant la paroi abdominale postérieure. Il est souvent impossible de soulever suffisamment le cæcum et le côlon pour le suivre dans son trajet. On pourra l'extraire par voie sous-séreuse dès qu'on l'aura reconnu dans ses premiers centimètres.

Je signalerai aussi les facilités que donne dans l'appendicectomie à froid et quelle que soit la situation de l'appendice, l'utilisation de la position renversée de Trendelenburg qui chasse les anses grêles et présente dans la plaie le cæcum isolé.

CONCLUSIONS

L'appendice occupe fréquemment, en particulier chez l'enfant, une situation postérieure et haute derrière le cæcum et le côlon ascendant.

Il en résulte, lorsqu'il s'inflamme dans cette position, une forme d'appendicite un peu particulière, dite rétro-cæcale ou rétrocolique.

Les lésions qui l'accompagnent sont des lésions intra-péritonéales, localisées d'abord au péritoine; ce n'est qu'ultérieurement qu'elles gagnent le tissu cellulaire sous-péritonéal et le tissu musculaire sous-jacent pour donner naissance à des manifestations sous-péritonéales telles que : psoïte, abcès iliaque, lombaire, périnéphrétique, sous-phrénique, etc.

Les symptômes de l'appendicite rétrocolique sont naturellement vagues, dissimulés et peuvent, en raison de leur peu d'objectivité et d'intensité, passer longtemps inaperçus. Il importe de les rechercher avec soin soit dans les formes aiguës, soit dans les formes subaiguës pour éviter des complications péritonéales ou toxi-infectieuses graves.

Le traitement, quand il sera opératoire,

le sera rarement d'une façon précoce ; le diagnostic d'appendicite rétro-cæcale étant rarement fait de bonne heure. L'intervention
dans les cas aigus consistera à ouvrir le ou
les abcès, ou réséquer autant que faire se
pourra l'appendice et à drainer judicieu-
sement.

Le drainage lombaire doit être considéré
comme capital et indispensable.

Pour la résection de l'appendice rétro-colique, l'appendicectomie sous-séreuse rendra
les plus grands services.

Dans les opérations à froid, toujours laborieuses, on utilisera avec avantage la position
inclinée de Trendelenburg.

LES

SUPPURATIONS RÉTRO-PÉRITONÉALES

D'ORIGINE APPENDICULAIRE

SUPPURATIONS RÉTRO-PÉRITONÉALES

D'ORIGINE APPENDICULAIRE

PAR

M. Paul CAVAILLON,   et   M. A. CHABANON,
Prosecteur à la Faculté   Interne des Hôpitaux
                    de Lyon.

Travail du service de M. Bérard
(Hôpital de la Croix-Rousse).

Essentiellement polymorphe dans ses manifestations péritonéales, aujourd'hui cependant classées et bien connues, l'appendicite est susceptible de revêtir plus rarement une infinité de formes anatomo-cliniques extra-péritonéales bien faites pour dérouter le clinicien et rendre hésitante toute thérapeutique utile. Nous prendrons comme point de départ de cette étude, une observation recueillie dans le service de notre maître, M. Bérard, chirurgien à l'hôpital de la Croix-Rousse. Un jeune homme opéré à la vingt-troisième heure d'une première poussée appendiculaire, par une appendicectomie précoce, paraissait guéri de son intervention, quand il succombait quelques semaines après, à la suite d'une vomique sans que rien, sauf une température de 38° à 39°, pût faire prévoir l'étendue des lésions rétro-péritonéales que devait nous révéler l'autopsie. Frappé de la marche des lésions, et de la latence de leur évolution, nous avons cherché dans la richesse confuse de la bibliographie de l'appendicite, ce qui se rapportait à ces localisations extra-péritonéales. A vrai dire nous avons trouvé un assez grand nombre d'observations publiées les unes et les autres à titre de curiosités. Nous avons aussi rencontré des études isolées de l'appendicite rétro-cæcale, de l'abcès sous-phrénique appendiculaire, de l'abcès du foie de même origine. Nulle part, en France (1) du moins, nous n'avons vu groupées en une vue synthétique toutes ces formes sous et rétro-péritonéales. Elles nous paraissent cependant avoir une unité anatomique et une physionomie clinique suffisamment nette pour mériter d'être isolées.

Ces formes tout à fait spéciales ressortissent d'une pathogénie basée sur des notions

___

(1) Nous devons mentionner la monographie de Sprenzel. in *Deutsche Chirurgie*, 1906.

anatomiques précises, qui rendent compte parfaitement des types observés. Elles comportent des règles thérapeutiques qui modifieront la conduite du chirurgien mis en présence de cas semblables.

Le malade que nous avons observé était un jeune homme de vingt-quatre ans admis à l'hôpital de la Croix-Rousse, le 16 septembre 1906. Ce sujet aurait eu, quatre ans auparavant, une crise douloureuse dans la fosse iliaque droite, à début brusque et d'une durée d'un mois environ. Depuis, bonne santé habituelle.

Début des phénomènes actuels, le 16 septembre jour de l'entrée à l'hôpital : au moment de se mettre à table, à midi, le malade est pris brusquement d'une douleur très vive dans la partie droite de l'abdomen. Quelques heures après, vomissement noirâtre. Amené dans la nuit à l'hôpital, le malade est vu le lendemain matin :

L'état est alarmant : facies grippé, ventre dur, contracturé, pas de plastron ; pouls petit, à 120, température : 39º ; rien au toucher rectal, pas de dysurie.

En présence de ces symptômes graves, on décide une intervention immédiate, qui est pratiquée par M. Bérard, *vingt-trois heures* après le début des accidents.

Une incision dans la fosse iliaque droite donne issue à du liquide séro-purulent sans odeur fétide. L'appendice gangrené est assez facilement attiré au dehors et réséqué. Drainage abdomino-rectal. Deux autres drains et une mèche dans la plaie abdominale. Injection de sérum.

Le soir de l'intervention, la température tombe à 38°,6. Les jours suivants, l'état général s'améliore sensiblement, sans cependant que la température s'abaisse au-dessous de 38° le soir. Le 22, s'établit une fistule stercorale qui persiste trois ou quatre jours et se ferme spontanément.

Le 28, la température du soir s'élève à 39°,2. Le 29, dans l'après-midi, frisson violent suivi de sueurs abondantes. Température après le frisson : 40°.

Depuis lors, bien que le drainage du foyer incisé semble parfait, bien qu'il n'y ait aucune réaction péritonéale, la température présente des oscillaticus irrégulières, avec maxima vespéraux atteignant et dépassant plusieurs fois 39°. Le malade est examiné à plusieurs reprises avec soin, l'auscultation et la percussion du thorax sont pratiquées plusieurs fois, sans qu'on puisse trouver, soit du côté de l'abdomen, soit du côté du thorax, aucun signe permettant de déceler une collection purulente.

Enfin, dans la nuit du 16 au 17 octobre, un mois après le début, le malade est pris brusquement de dyspnée et rejette un plein crachoir d'un liquide puriforme, brunâtre, d'odeur très fétide.

Le lendemain, la température tombe à 37°,2. Le malade continue à cracher du pus. Dyspnée extrême. Matité à la base droite avec obscurité et souffle léger ; matité et râles humides à la base gauche. Deux ponctions exploratrices pratiquées à droite ne ramènent que du sang spumeux.

Mort le 18, à une heure après-midi.

Autopsie. — Anses intestinales normales. Côlon sigmoïde couvert de fausses membranes blanches anciennes qui le fixent au fond de la cavité pelvienne. Au-dessous de l'incision, on arrive sur des anses grêles rattachées a la paroi par des adhérences faciles à dissocier. Le cæcum est également fixé au niveau de l'incision par des adhérences présentant les mêmes caractères. On trouve environ une cuillerée de pus dans le cul-de-sac de Douglas. Ce sont les seuls reliquats de la péritonite généralisée du début.

En arrière du cæcum et du côlon ascendant, se trouve une poche purulente, allongée, limitée en avant et en dedans par le cæcum et le côlon, en haut par le foie, en arrière et en dehors par la paroi abdominale postérieure, complètement en arrière du péritoine et en avant du rein.

Au-dessous du diaphragme, on trouve également une cavité purulente, d'une contenance d'environ 200 grammes. Cette poche, développée sous le péritoine diaphragmatique, entre celui-ci et le muscle, communique le long du bord postérieur du foie avec la poche inférieure rétro-colique, par un orifice creusé au milieu d'adhérences qui unissent le bord postérieur du foie à la paroi.

Rien dans l'arrière-cavité des épiploons.

La base du poumon droit est complètement adhérente à la coupole diaphragmatique. Celle-ci présente à sa partie moyenne une perforation, conduisant à un trajet creusé dans l'épaisseur du poumon et qui va s'ouvrir dans une bronche que l'on cathétérise facilement avec une sonde.

Pas de liquide dans les plèvres.

Bronchopneumonie bilatérale.

Foie un peu gros, d'aspect macroscopique normal; pas d'abcès.

Pas d'altérations des autres organes.

En résumé, appendicite aiguë s'étant manifestée d'abord par une péritonite généralisée. Guérison des lésions péritonéales par l'appendicectomie précoce avec drainage rectal et iliaque. Formation d'une collection rétro-péritonéale, en arrière du côlon, ayant gagné par extension progressive l'espace sous-phrénique rétro-péritonéal et s'étant évacué par vomique après perforation du diaphragme et communication directe avec une bronche.

Avant d'aborder l'étude de ces localisations extra-péritonéales, il importe de mettre en lumière quelques points spéciaux de l'anatomie de l'appendice, en particulier ses relations avec le tissu cellulaire sous-péritonéal. Ces dispositions anatomiques donneront ainsi la clef des variétés diverses d'abcès sous-péritonéaux.

*
* *

I. Considérations anatomiques. — L'appendice iléo-cæcal peut être considéré comme relié à la zone sous-péritonéale par trois pédicules distincts : l'un conjonctif par l'intermédiaire du tissu cellulaire, le second veineux, le troisième lymphatique.

1. — *Pédicule conjonctif*. — Environné par la séreuse péritonéale sur tout son

pourtour dans tous les cas, l'appendice est relié par le méso-appendice à la fois à la partie terminale du mésentère et au péritoine cæcal, qui est d'ailleurs la continuation de celui-ci. Entre l'appendice et sa couverture séreuse, on trouve, surtout chez l'adulte, une couche de tissu cellulaire lâche, d'épaisseur variable, plus ou moins infiltrée de graisse. Ce tissu cellulaire se continue, d'une part, avec celui qui se trouve entre le cæcum et sa gaine séreuse, d'autre part avec le tissu cellulaire du mésentère.

Les variations dans la disposition du cæcum et de la terminaison du mésentère, étudiées par M. Ancel avec l'un de nous (1), rendent bien compte des relations possibles et variables du tissu conjonctif péri-cæcal avec le tissu sous-péritonéal.

On peut distinguer cinq types de cæcum :

1° *Cæcum flottant ;* appendu libre à un mésentère commun, le cæcum et quelquefois tout ou partie du côlon ascendant sont complètement environnés de péritoine, mais sans autre connexion avec la paroi que l'insertion du mésentère commun primitif ;

2° *Cæcum avec grande fossette rétro-*

---

(1) ANCEL et CAVAILLON. *Journal de l'Anatomie*, 1907.

cæcale; ici le cæcum a commencé à adhérer par son bord externe au péritoine pariétal, mais sa face postérieure est séparée de la paroi par toute l'étendue de la fossette péritonéale;

3° *Cæcum accolé avec fond libre;* la face postérieure du cæcum est fusionnée avec la séreuse pariétale. La fusion peut être intime, et le tissu cellulaire rétro-cæcal arriver au contact du péritoine pariétal;

4° *Cæcum complètement accolé :* la fusion a progressé; le fond cæcal est lui-même accolé ainsi que le point d'insertion de l'appendice; sur certains sujets on peut voir tout l'appendice, en position rétro-cæcale, englobé dans l'accolement postérieur. C'est ce que les classiques décrivent comme appendice extra-péritonéal — il n'y a là qu'une apparence — le tissu cellulaire péri-cæcal et péri-appendiculaire est au contact du feuillet péritonéal postérieur qui le sépare anatomiquement du tissu sous-péritonéal (1);

---

(1) La situation extra-péritonéale de la face postérieure du cæcum, admise par les classiques, ne correspond pas à la réalité des faits. Jonnesco déclare le cæcum toujours intra-péritonéal; cette opinion est également celle de Tuffier. Nous avons contrôlé sur 140 sujets cette situation du cæcum et du côlon ascendant : il existe toujours un feuillet pariétal fusionné avec le feuillet cæcal postérieur, feuillet très aminci dans certains cas, que l'on peut déceler anatomiquement, mais qui ne constitue pas toujours une barrière bien solide à l'infection.

5° *Cæcum avec méso* : avec la conception que donnent Ancel et Cavaillon du mésocæcum, on conçoit bien les relations qui peuvent s'établir entre l'appendice et la paroi. Le méso n'est pas un reliquat embryonnaire ; c'est une formation secondairement acquise par étirement du péritoine pariétal. Le méso n'a pas deux feuillets, mais quatre : deux externes qui sont le péritoine pariétal attiré en un pli antérieur, deux internes, ceux du mésentère primitif. Au demeurant, le cæcum et l'appendice ont deux pédicules conjonctifs, l'un interne directement en relation avec le tissu cellulaire intra-mésentérique, l'autre externe, en rapport avec le tissu rétro-péritonéal de la région lombaire, mais séparé de lui par un mince feuillet endothélial.

Ces cinq types de cæcum établissent donc des différences nettes, au sujet des relations réciproques appendiculo - pariétales. Dans les deux premiers types, le cæcum flottant ou à grande fossette est libre de connexions pariétales. Au contraire, le cæcum fixé et le cæcum avec méso sont en relation intime avec la région pariétale postérieure. Comme ces types se trouvent selon cet ordre de fréquence croissante du fœtus à l'adulte, on peut dire que, chez l'adulte, l'appendice et le cæcum ont des relations pariétales plus nettes que chez l'enfant. Chez celui-ci, l'appendice est surtout en relation avec le tissu cellulaire du mésentère commun.

En résumé, l'appendice et le cæcum sont reliés au tissu cellulaire sous-péritonéal par l'intermédiaire de deux pédicules conjonctifs : l'un les rattache au tissu cellulaire sous-mésentérique qui lui-même se continue avec le tissu cellulaire préaortique : — l'autre les relie au tissu sous-péritonéal ; ce dernier pédicule existe seulement dans certains types de cæcum fixé ou avec méso et se rencontre surtout chez l'adulte.

Le tissu cellulaire péri-cæcal et péri-appendiculaire entre donc en rapport, sous certaines conditions, avec le tissu cellulaire rétro-péritonéal. Celui-ci forme une nappe étendue entre la séreuse pariétale et les plans musculaires de la paroi. Il existe là un vaste espace décollable, qui conduit en haut jusqu'au contact de la face inférieure du muscle diaphragme, en bas jusqu'à la fosse iliaque et à la gaine du psoas. Cette opinion n'est pas admise par tous les auteurs. Sanger (1) et Schmitt (2) prétendent que l'on

---

(1) Sanger. *Archiv f. Heilk.*, 1878.

(2) Schmitt. *Die Faszienscheiden und ihre Beziehungen den Senkungsabszessen*, Munch. und Leipzig, 1898.

ne peut dépasser dans ce décollement le bord postérieur du foie. Nous avons cherché systématiquement sur un certain nombre de cadavres l'existence de cet espace décollable rétro-péritonéal : nous avons vu qu'il existait d'une façon constante, et qu'il était surtout facile à mettre en évidence chez les sujets gras. On peut, en effet, après avoir décollé le péritoine pariétal, glisser la main entre le péritoine et la paroi et le décoller jusqu'au-dessous du diaphragme. On peut même reprendre la séreuse sur le bord antérieur du diaphragme et la détacher de la face inférieure de ce muscle, jusqu'au niveau du bord postérieur. Il est nécessaire cependant, au niveau du centre phrénique, d'opérer avec douceur, car le feuillet est mince et l'on trouve peu de graisse au-dessous de lui. Quant au prolongement inférieur, iliaque, il est tout à fait évident et bien connu.

En somme, à la face postérieure du cæcum, sous le péritoine pariétal, il existe une vaste gaine remplie de tissu cellulaire plus ou moins infiltré de graisse; qui se prolonge en bas dans la gaine du psoas, et qui en haut gagne la gaine sous-phrénique après avoir enveloppé le rein.

2. — *Pédicule lymphatique.* — Qu'il y ait

ou non fusion complète du péritoine cæcal avec le péritoine pariétal postérieur, le cæcum est mis en relation avec le tissu sous-péritonéal par l'intermédiaire des lymphatiques et des veines.

Les lymphatiques iléo-cæcaux sont recueillis en grande partie par la chaîne mésentérique. Polya et Navratil (1) donnent cette voie comme la seule. Lockwood (2), au contraire, pense que le courant lymphatique principal passerait par une chaîne située le long du bord interne du côlon ascendant. Tixier et Viannay (3) admettent également deux courants lymphatiques, l'un vers les ganglions mésentériques, l'autre vers les ganglions mésocoliques. Cunéo cependant décrit seulement la voie mésentérique ; mais il établit qu'il existe des anastomoses entre les ganglions cæcaux et la chaîne lymphatique pariétale. Tuffier et Jonnesco décrivent des ganglions à la fois mésentériques et rétro-cæcaux. Ces ganglions rétro-coliques sont également ad-

---

(1) Polya et Navratil. Untersuch. uber die Lymphbehnen des Wurmforsatzes und des Magens. *Deutsche Zeitsch. f. Chir.*, LXIX, 1903.

(2) Lockwood. Note upon the lymphatics of the verm. append. *Journal of Anatomie*, 1899.

(3) Tixier et Viannay. *Lyon médic.*, 1901.

mis par Piard (1). Croizat (2) signale même des anastomoses lymphatiques étendues, à travers toute une chaîne qui passe en arrière du côlon ascendant, entre les lymphatiques du foie et du centre phrénique, et les lymphatiques de l'appendice. Lennander (3) montre qu'il existe non seulement des anastomoses lymphatiques entre les ganglions situés autour de la veine porte et du hile du foie, mais un système d'anastomoses très larges entre les ganglions de l'appendice et les ganglions rétro-péritonéaux.

En somme le système lymphatique de l'appendice vient se résumer en trois courants principaux : le premier suit les vaisseaux mésentériques et gagne avec eux|la région hilaire du foie, s'anastomosant avec des voies lymphatiques intra-hépatiques. Le second suit la chaîne rétro-mésocolique, se continuant jusqu'au niveau de l'angle droit. Le troisième, constitué par les anastomoses entre les systèmes intra et rétro-péritonéal, vient se déverser dans les ganglions situés

---

(1) Piard, Suppuration à distance dans l'appendicite. Thèse de Paris, 1895-96.

(2) Croizat. Pleurésie droite comme complic. de l'append. Thèse de Lyon, 1892.

(3) Lennander. Volkmanns Samml. *Klin. Vortr. N. F.*, 1893.

dans l'espace décollable et n'existe que dans le cas de cæcum accolé.

3. — *Pédicule veineux*. — La circulation veineuse de l'appendice comprend également deux voies. La voie principale prend naissance au niveau de la veine iléo-appendiculaire, origine de la mésentérique supérieure. C'est le courant portal qui va se distribuer secondairement dans l'intérieur du foie, et qui est en tous points comparable à la chaîne lymphatique mésentérique principale, de même direction.

A côté de ce courant portal, existe toute une série de veines anastomosiques jetées entre la circulation de la région sous-péritonéale et la circulation intestinale. Ces anastomoses ne font leur apparition qu'avec les cæcums fixés ou les cæcums avec méso : tant que le cæcum reste flottant ou seulement relié à la paroi par le pli cæco-pariétal (cæcum à fossette), le seul pédicule vasculaire est le pédicule mésentérique. Quand le cæcum devient fixe, il s'établit un système de dérivation secondaire, grâce aux anastomoses formées entre les veines et les lymphatiques intestinaux et les systèmes analogues de la paroi.

Ces notions anatomiques montrent de toute évidence les relations étroites qui existent entre le tissu cellulaire péri-cæcal et péri-appendiculaire d'une part, et le tissu sous-péritonéal de l'autre. Ces relations sont facteurs de certains types anatomiques de cæcum.

*
* *

II. ANATOMIE PATHOLOGIQUE. — Les lésions extra-péritonéales de l'appendicite peuvent se grouper sous trois types : suppurations du tissu cellulaire sous-péritonéal, lymphangites et adénites, thrombo-phlébites. Ces différents types de lésions existent tantôt l'un à l'exclusion de l'autre, tantôt coexistent au contraire.

Mais il importe pour la clarté de l'exposition d'en faire d'abord l'étude analytique.

1° *Phlegmon sous-péritonéal.*

Sous ce nom il faut comprendre les suppurations siégeant dans le tissu cellulaire rétropéritonéal. L'appendicite dite rétro-cæcale simple foyer de péritonite enkystée développé en arrière d'un cæcum flottant ou pourvu d'une grande fossette, doit en être soigneusement distinguée. Il s'agit, en effet, dans ce cas, d'une collection péritonéale isolée du grand péritoine par des adhérences ; sans doute ces appendicites rétro-cæcales peuvent secondairement fuser dans le tissu cellulaire rétro-colique, mais il ne s'agit alors là que d'une migration anormale d'une collection primitivement intra-péritonéale. Cette distinction n'est pas admise par Nicod (1). Il est cependant nécessaire de la maintenir ; l'évolution est différente dans les deux cas : l'appendicite rétro-cæcale reste intra-péritonéale, dans son développement ; le pus se dirigera en dehors ou en dedans du côlon ascendant, quelquefois même il viendra former des abcès sous-phréniques ou péri-hépatiques, mais toujours intra-péritonéaux tels que les a décrits Lapeyre (2).

Les collections rétro-péritonéales peuvent évoluer dans deux sens, ou bien elles se dirigeront dans le prolongement inférieur de la zone décollable pour réaliser le syndrome bien connu de la psoïte appendiculaire décrit par Couraud (3). Plus souvent la marche sera ascendante. L'infection s'étendra dans la zone décollable atteignant la loge rénale ; ou bien le pus passant en arrière du rein viendra se faire jour peu à peu au niveau du triangle de G.-L. Petit : ainsi sera réalisé l'abcès péri-néphrétique d'origine ap-

---

(1) Nicod. Appendicite rétro-cæcale. Th. de Paris, 1904.

(2) Lapeyre. Complications hépatiques et pleurales de l'appendicite. *Rev. de chirurgie*, 1901.

(3) Couraud. Th. de Lyon, 1894.

pendiculaire, qui n'est pas une rareté. Dans d'autres cas, le pus, au lieu de filer en arrière du rein, vient s'étaler sur la face antérieure de cet organe, la face postérieure demeurant en dehors de la collection purulente. De la face antérieure du rein la suppuration s'étendra jusqu'au-dessous du diaphragme après avoir dépassé le point étranglé par l'appui du bord postéro-inférieur du foie contre la paroi. Le péritoine sous-phrénique décollé, on aura alors une vaste nappe purulente s'étendant depuis la zone péritonéale rétro-cæcale jusqu'à l'espace sousphrénique.

Nous avons rassemblé des observations de tous ces faits et l'on peut suivre ainsi la filiation des phénomènes. Munro (1), Broca, Jayle (2) ont publié des cas d'abcès pré-rénaux; la relation historique de l'autopsie de Gambetta (*Gaz. hebdom.* 1883 et clinique de Lannelongue) indique bien une suppuration rétro-mésocolique. Vautrin (3) a fait connaître un fait d'abcès rétro-colique appendiculaire dans lequel l'uretère était

---

(1) MUNRO. Infect. lymphat. et hépatiq. consécut. à l'appendicite. *Annals of Surgery*, 1905.

(2) V. Th. de Nicod.

(3) VAUTRIN. Appendicites anormales. *Rev. de gynécol.*, 1898.

épaissi et dilaté ; on avait cru, avant l'intervention, à une hydro-néphrose.

Les abcès sous-phréniques, sous-péritonéaux sont signalés par Weber (1) qui sur 300 appendicites a trouvé 9 abcès sous-phréniques dont un seul sous-péritonéal. Lejars (2) trouve 59 cas d'abcès sous-péritonéaux consécutifs à l'appendicite : il en emprunte 25 à Maydl, 16 à Soehs ; il y ajoute des faits de Jalaguier, Berger, Spillmann, Krohne, Umber. Körte (3) sur 27 cas d'abcès sous-phréniques appendiculaires en rencontre 13 d'extra-péritonéaux. Nous pouvons ajouter 15 cas à ceux-ci, en particulier ceux de Christian et Lehr (4), ceux de Munro, de Grawitz (5), Baginsky (6), Lansen et Winge (7), Lapeyre, Frenkel (8), Porter (9), Pœtsch (10), Thacher (11), Lecorché, Laveran (12).

---

(1) V. *Semaine médicale*, 1900, p. 405.

(2) Lejars. Suppuration de la zone sous-phrénique, *Semaine médic.*, 1902.

(3) V. *Semaine médic*, 1902, p. 120.

(4) Christian et Lehr. *Medical News*, janvier 903.

(5) Grawitz. *Berlin, Klinisch Wochenschrift*, 1889.

(6) Baginsky. Ibid., 1892.

(7) Lansen et Winge. V. Th. de Sallat, 1894-95.

(8) Frenkel, *Berlin. klin. Wochensch*, 1891.

(9) Porter. *New-York med. Journal*, 1890.

(10) Pœtsch. *Berl. klin. Wochensch*, 1881.

(11) Thacher. *Med. Record*, 23 avril 1892.

(12) Lecorché, Laveran. V. Th. de Pucciarelli, 1899-1900.

Lejars admettait que ces abcès étaient plutôt rétro-hépatiques que franchement sous-phréniques. Les auteurs précisent d'ailleurs assez mal dans leurs observations la topographie exacte de ces collections. Cependant l'observation de Spillmann (1) et la nôtre montrent qu'ils peuvent être franchement sous-diaphragmatiques, dépassant en avant le centre tendineux.

Ces abcès sous-phréniques sont dans l'immense majorité des cas en relation directe avec le foyer rétro-cæcal. Lejars admet qu'ils peuvent exister à distance sans connexion apparente avec le foyer primitif. Ce fait nous paraît contestable et demanderait pour être établi un examen soigneux de la chaîne lymphatique et veineuse de la région. Nous mettons à part, bien entendu, les foyers de suppuration métastatique qui peuvent se produire partout dans une pyohémie à point de départ appendiculaire. Ces collections ont des évolutions diverses avec les cas. Christian et Lehr admettent qu'elles peuvent perforer le péritoine et s'ouvrir dans les loges sous-phréniques intra-péritonéales. Ils rapportent même une observation qu'ils interprètent ainsi et qui paraît

---

(1) Spillmann. *Presse médic.*, 1898.

assez probante. Plus souvent le diaphragme est perforé et la collection purulente s'ouvre dans la plèvre ou directement dans les bronches. Sur 19 cas, nous trouvons 9 perforations du diaphragme : 6 fois il y eut pleurésie purulente consécutive (Grawitz, Christian et Lehr, Baginsky, Lecorché, Frenkel, Lansen et Winge). Dans 3 cas, la perforation se fit directement dans les bronches (Pœtsch, Thacher, cas personnel).

L'infection de la plèvre peut se faire en dehors de la perforation. Les communications lymphatiques sous-diaphragmatiques constituent une voie évidente pour l'infection.

Mais il est de toute évidence que la perforation du diaphragme est plus fréquente dans l'abcès sous-péritonéal que dans la collection sous-phrénique intra-péritonéale. Le contact direct entre le pus et les fibres diaphragmatiques, le peu d'épaisseur du diaphragme en certains points, rendent très clair ce processus. Il est plus difficile de comprendre pourquoi dans certains cas il y a pleurésie, pourquoi dans d'autres les deux feuillets pleuraux sont accolés, et la perforation s'est faite directement dans la bronche. Parfois le diaphragme, sans être perforé, présente néanmoins des altérations

profondes : témoin l'observation de Laveran
où les fibres du diaphragme étaient baignées
par le pus, et celle de Spillmann où le diaphragme, au niveau des fausses côtes, était
très aminci et réduit par places à quelques
fibres.

En somme, on suit nettement la marche
de l'infection par extension progressive dans
la nappe de tissu cellulaire rétro-péritonéal
que nous avons décrite. Dans l'immense
majorité des observations que nous avons
parcourues, on note l'absence de toute lésion péritonéale. Dans quelques-unes on
trouve mentionné un abcès rétro-cæcal ou
un abcès péri-appendiculaire enkysté donné
comme point de départ du processus. Il est
difficile de tabler exactement sur ces renseignements opératoires pour fixer la topographie exacte des lésions. Les cas indiscu-
tables de suppuration rétro-péritonéale sans
atteinte de la séreuse suffisent à isoler parfaitement cette forme anatomique.

2° *Lymphangites et adénites.*

Bonjour (1) et Auguy (2) ont étudié les
adénites péri-appendiculaires. Pour Bonjour
elles siègent dans le méso-appendice ou dans

---

(1) Bonjour, th. de Paris, 1901.
(2) Auguy, th. de Lyon, 1900-1901.

l'angle iléo-cæcal. Les ganglions sont peu nombreux et atteignent rarement un volume considérable. Ceci revient à dire que, dans l'appendicite comme dans toute infection, l'appareil lymphatique réagit le premier, l'engorgement ganglionnaire indique simplement un processus infectieux. La richesse de l'appendice en follicules clos explique bien ce retentissement sur les lymphatiques du voisinage.

Mais si l'adénopathie est la compagne habituelle d'une infection, elle peut, dans certains cas, prendre la place prépondérante et devenir le phénomène capital. L'infection lymphatique s'étendra en surface gagnant d'une part les ganglions du hile hépatique.

Abbadie (1) cite même un cas où les ganglions sous-hépatiques adhéraient au tronc porte. L'infection peut gagner d'autre part les ganglions rétro-cæcaux et rétro-coliques et les sous-péritonéaux de la zone décollable.

L'étendue en profondeur des lésions est également variable et tout s'observe, depuis le ganglion simplement congestionné et enflammé, jusqu'à l'adénite suppurée réduisant l'organe à une coque nécrotique.

---

(1) Abbadie, th. de Bordeaux, 1902-1903. Abcès du foie dans l'appendicite.

Quénu (1) a rapporté à la Société de chirurgie un exemple remarquable d'adénopathie appendiculaire; le péritoine fut trouvé sain pendant l'intervention ; par contre d'énormes ganglions tuméfiés occupaient l'angle iléo-cæcal et d'où suivait, dans le mésentère jusqu'au niveau de la colonne, une chaîne lymphatique indurée. Le malade guérit d'ailleurs après résection de l'appendice.

Dans un autre cas, moins heureux, Quénu trouva à l'autopsie un ganglion rétrocolique, autour duquel s'était développé un abcès gangreneux; dans tout le mésentère se trouvaient d'énormes ganglions tuméfiés.

Les adénites suppurées sont rares dans le mésentère. Sprengel ne rapporte que les deux cas de Riedel. Nous avons pu réunir sept observations où il existait des adénopathies suppurées intra-mésocoliques ou mésentériques : Hanoteau (2), Rendu (3), Ricard (4), Hillairet (5), Robinson (6), Munro (7), Abbadie (8).

---

(1) Quénu. Soc. de chirurgie, mai 1902.
(2) Hanoteau, *La Clinique*. Bruxelles, 1905.
(3) Rendu, *Clin. médic.* t. II, 1890
(4) Ricard, Soc. de chirurgie, janvier 1900.
(5) Hillairet, v. th. de Berthelin, Paris, 1894-1895.
(6) Robinson, *Lancet*, 1885.
(7) Munro, loc. cit
(8) Abbadie, loc. cit.

Ricard put dans un cas enlever des ganglions rétro-coliques et guérir son malade.
Rendu rapporte un cas où coexistait avec
des adénites du mésentère un abcès du foie.
D'ailleurs les anastomoses des lymphatiques sous-hépatiques avec les lymphatiques
intra-hépatiques peuvent servir d'amorce à
l'infection du foie (Korte) mais ce n'est
pas là évidemment la voie suivie habituel-
lement.

Ainsi, on peut concevoir la lymphangite
et l'adénite à titres divers. Ce peut être un
symptôme banal au cours d'une appendicite quelconque. D'autres fois l'adénopathie
est tout. Elle se présente avec des localisations diverses, adénopathie mésentérique à
extension vers le foie ; adénopathie rétro-
colique, adénopathie sous-péritonéale, voie
de passage de l'infection dans la zone sous-
péritonéale ; les unes et les autres présentent des lésions d'intensité variable,
depuis l'inflammation banale jusqu'à la
destruction par suppuration et gangrène.

3° *Thromboses et phlébites.*

Les lésions veineuses compliquant l'appendicite présentent également une variété
très grande. En étendue elles vont depuis
la thrombose des terminaisons de la mésentérique, que l'on observe dans la majorité

des infections appendiculaires, jusqu'à l'oblitération du tronc-porte et de ses branches intra-hépatiques. En profondeur, on observe tous les degrés, depuis la simple thrombose oblitérante jusqu'à la phlébite suppurée avec destruction de la paroi veineuse. Dans les formes peu accusées, on rencontre dans la partie terminale du mésentère et dans la zone rétro-cæcale des veines rigides, dont la lumière est comblée par un caillot. A ce degré là, la phlébite mésentérique ne constitue pas une forme à proprement parler de l'appendicite; elle en est un symptôme. Mais d'autres fois, la lésion veineuse prend de l'importance et la phlébite devient toute l'appendicite.

Les unes sont mésentériques, les autres rétro-cæcales. De ces dernières nous ne dirons rien : elles sont une des voies de transmission de l'infection appendiculaire à la zone rétro-péritonéale et sont les amorces de certains phlegmons sous-péritonéaux.

Dans le mésentère, on peut suivre sur diverses observations la marche des lésions, étagée selon le courant sanguin. L'observation de Buhl, citée par Berthelin, en est un exemple remarquable. Il existait dans la veine mésentérique un thrombus « en ficelle » qui s'étendait depuis les origines cæcales de la veine jusqu'au tronc porte. Munro rapporte un cas semblable de Mac Arthur et un autre de Frankental.

Les lésions peuvent franchir la région hilaire de la veine porte et par l'intermédiaire de ce vaisseau, infecter la rate et le foie. Les observations de phlébite avec abcès du foie ne sont pas rares et nous avons pu rassembler toutes celles publiées par Graham (1), Iselin (2), Reinhol (3), Schœmacker (4), Sonnenfeld (5), Jacob (6), Gendron (7), Southey (8), Guéneau de Mussy (9), Ashby (10), Hillairet (11), Rabé et Filhouland (12), Munro, Bureau. Dans ces cas, qui tous, sauf le cas de Munro, sont des constatations nécropsiques, on a constaté la filiation des lésions depuis les veines appendiculaires. Dans les deux cas de Southey et

---

(1) GRAHAM, *Annals of Surgery*, 1903, p. 471.

(2) ISELIN, Bull. Soc. Anatomie, 1897.

(3) REINHOL, *Münchner med, Wochensch*, 1887.

(4) SCHOEMACKER, *Medic. News*, 1893.

(5) SONNENFELD, *Wien. medic. Presse*, 1885.

(6) JACOB, th. de Paris, 1893.

(7) GENDRON, th. de Paris, 1883.

(8) SOUTHEY, *Lancet*, 1879.

(9) GUÉNEAU DE MUSSY, *France médic.*, 1875.

(10) ASHBY, *Lancet*, 1889.

(11) HILLAIRET, *Union médic.*, 1849, et th. de Berthelin.

(12) RABÉ et FILHOULAND, Soc. Anatom., 1903, p. 730.

de Bureau, la rate avait subi une augmentation de volume considérable. Sur le malade
de Graham, on retrouve une suppuration
de la rate, témoignant d'une infection étendue à tout le système porte. Ces infections
hépatiques donnent lieu à des abcès multiples développés autour des ramifications
portes, paraissant se localiser plus volontiers sur le lobe droit du foie.

Le plus souvent ces abcès restent enkystés
dans le foie, sans tendance à l'évacuation
spontanée. Munro a cependant rapporté une
observation dans laquelle la terminaison
fût une vomique. Il est difficile, de savoir,
malgré l'avis de cet auteur, s'il s'agissait
bien d'un abcès intra-hépatique. Nothnagel (1) fait mention d'une phlébite de la veine
porte d'origine appendiculaire ayant donné
lieu à des abcès du foie et à des embolies pulmonaires. Il est facile de concevoir que c'est
dans ces oblitérations veineuses qu'il faut
chercher la raison des phlébites à distance
post-appendiculaires étudiées par Villard et
Vignard (2). C'est encore là une des causes de
la broncho-pneumonie au cours de l'appendicite, l'infection puisée par les ramuscules

---

(1) Nothnagel, cité par Sprengel, loc. cit.
(2) Villard et Vignard, *Rev. de chirurgie*, 1901.

portes et transportés dans le poumon où se font des foyers d'infection secondaires. Ceci rentre dans le cadre aujourd'hui connu des broncho-pneumonies d'origine péritonéale.

Ainsi apparaissent, sous forme analytique, les mécanismes divers qui président aux manifestations sous-péritonéales dans l'appendicite. Dans les cas types, on observe chacune de ces modalités à l'état de pureté : phlegmon diffus rétro-péritonéal, adénites et lymphangites, phlébites et thromboses à leurs degrés variables.

Dans d'autres cas, les lésions ganglionnaires coexistent avec les lésions veineuses : tels sont le cas de Rabé et Filhouland et celui d'Hillairet. Dans un cas de Munro, il y avait des ganglions mésentériques enflammés ; l'un d'eux était ramolli et dans son voisinage se trouvait une veine mésentérique atteinte de thrombose. Dans le cas de Bureau (1), la veine mésentérique était adhérente à un gros ganglion abcédé ; la veine porte, elle aussi, adhérait aux ganglions du voisinage.

Enfin on peut observer des infections massives de ces différents systèmes, véritables *mésentérites* totales.

---

(1) Thèse d'Abbadie.

III. Pathogénie. — On a fait jouer aux positions diverses de l'appendice le rôle prépondérant dans la localisation des abcès péritonéaux et à ce point de vue on a poussé très loin l'étude de toutes les dispositions de l'appendice par rapport au cæcum. Trèves, et plus récemment Tuffier et Jeanne, ont décrit toutes les positions que peut occuper l'appendice. Si dans les grandes lignes on peut admettre qu'un appendice pelvien réalise une appendicite basse, qu'un appendice sous-hépatique donnera lieu à une appendicite haute, il s'en faut qu'on observe un parallélisme parfait entre la localisation de l'abcès appendiculaire et la situation de , l'appendice.

Cependant, dans beaucoup des observations d'abcès rétro-coliques, on trouve notée la situation rétro-cæcale de l'appendice. Dans d'autres, on signale une perforation siégant au niveau du point d'insertion de l'appendice sur le cæcum, mais il n'y a pas là de règle absolue. Un appendice en situation nouvelle peut donner deux collections sous-péritonéales, le siège de la perforation et la disposition du péritoine ont plus d'importance que la situation de l'appendice lui-même.

D'autres facteurs entrent en jeu : c'est

d'abord la nature de l'infection et son intensité ; c'est ensuite, au point de vue anatomique, le régime circulatoire de l'appendice et les dispositions péritonéales du cæcum que nous avons mis en évidence.

1° En général, ces formes sous-péritonéales sont observées avec des infections très aiguës massives pour ainsi dire. Cette opinion a été défendue par Quénu pour les adénopathies mésentériques ; dans les cas d'Hanoteau, de Rendu et de Robinson, accompagnés de lymphangite, les lésions de l'appendice étaient gangreneuses. Ces infections paraissent si graves qu'elles n'ont pas cédé à l'appendicectomie précoce. Sur 11 cas d'adénites, 5 fois nous avons trouvé mentionnée l'appendicectomie faite dans les 48 premières heures. Sur 5 fois de complication veineuse datant de la période chirurgicale, 3 fois l'appendicectomie était restée sans effet. Enfin 4 appendicectomies sur 23 abcès rétro-coliques avaient été incapables d'arrêter l'infection. Ceci permet de discuter l'opportunité de l'appendicectomie précoce opposée à ces infections suraiguës. Sans qu'il soit possible de se prononcer actuellement sur ce point, on conçoit que l'appendicectomie, même faite dans les premières heures de l'infection, soit incapable d'arrêter la

marche de celle-ci lorsqu'elle s'est déjà
engagée dans les voies lymphatiques et
veineuses. Mais on peut au moins dégager
ce fait que les lésions sous-péritonéales sont
facteurs d'une infection très aiguë. On conçoit d'autre part que, quelle que soit la situation de l'appendice, les lymphatiques et les
veines absorberont aussi bien les poisons
microbiens. Ou bien les lésions s'arrêteront
dans le mésentère, formant des adénopathies, des lymphangites et des thrombro -
phlébites du mésentère ou rétro-colique ou
bien elles iront plus loin et ainsi, suivant
le courant mésentérique, se constitueront
les abcès hépatiques ou spléniques.

Ces suppurations intra-hépatiques reliées
au foyer appendiculaire par les voies lymphatiques ou veineuses doivent être très
soigneusement distinguées des abcès méta-
statiques du foie, ou des abcès intra-péritonéaux sous-hépatiques ayant secondairement envahi la glande. On devrait les
appeler plutôt pyléphlébites suppurées intra-
hépatiques qu'abcès du foie.

2° L'infection du tissu cellulaire retro-mé-
socolique ne peut se faire qu'à travers le feuillet pariétal postérieur. En effet, le cæcum est
toujours intra-péritonéal contrairement à
l'opinion des anciens auteurs. Jonnesco n'a

jamais vu le cæcum au contact direct du tissu cellulaire rétro-péritonéal, et sur 140 sujets nous avons toujours vu exister ce feuillet péritonéal pariétal. L'infection du tissu cellulaire péri-appendiculaire et péri-cæcal réalisée soit directement par une perforation haute de l'appendice, soit de proche en proche au-dessus du péritoine appendiculaire intact, soit encore par l'intermédiaire des lymphatiques et des veines appendiculaires, ne communique pas directement avec le tissu cellulaire rétro-colique. Pour atteindre cette région, il est nécessaire, ou qu'il se fasse une effraction du péritoine pariétal, ou bien que l'infection se transmette par les anastomoses vasculaires qui existent entre ces deux zones. Comme ces anastomoses ne se réalisent qu'avec un cæcum accolé ou muni d'un méso on peut dire que la collection rétro-colique, dans l'immense majorité des cas ne sera possible qu'avec ce type anatomique de cæcum. L'infection ganglionnaire veineuse ou cellulaire du mésentère peut se produire avec tous les types de cæcum. Il y a continuité parfaite entre le tissu cellulaire mésentérique et le tissu cellulaire péri-cæcal et péri-appendiculaire. La veine mésentérique et la chaîne lymphatique mésentérique sont la voie d'absorption principale susceptible de puiser l'infection au niveau de l'appendice.

On peut donc concevoir dans leur genèse les deux voies principales des infections sous-péritonéales : l'une, la plus importante, existant avec toute forme de cæcum, c'est la voie mésentérique, l'autre, postérieure, sous-méso-colique, secondairement acquise par l'accolement cæcal facteur des anastomoses vasculaires et lymphatiques pariéto-cæcales.

*
* *

IV. ETUDE CLINIQUE. — Alors que les manifestations intra-péritonéales de l'appendicite se traduisent par un cortège symptomatique souvent bruyant, les formes rétropéritonéales peuvent plus facilement passer inaperçues ou donner lieu à des symptômes capables d'égarer le diagnostic.

De même qu'au point de vue anatomique, on peut cliniquement décrire trois types :

1° Le phlegmon sous-péritonéal, qu'il soit limité au tissu cellulaire rétro-colique ou qu'il ait fusé en haut sous le diaphragme ;

2° Les adénites mésentériques ;

3° Les phlébites. Sur ces dernières nous serons brefs, ne voulant pas reprendre ici l'histoire des pyléphlébites et des suppurations hépatiques, dont la symptomatologie est bien connue.

1° *Phlegmon sous-péritonéal.*

Quelle que soit son étendue, et alors même qu'il a envahi la zone décollable sous-phrénique, le phlegmon sous-péritonéal peut ne se traduire par aucun symptôme précis pendant la durée de son évolution. Notre cas en est un exemple : l'existence de la suppuration était soupçonnée à cause de la persistance de la fièvre et du mauvais état général, mais la localisation nous échappait.

Cependant cette latence absolue est assez rare, dans la plupart des observations, on trouve notés des signes susceptibles de conduire au diagnostic. Ce n'est pas à dire, du reste, que celui-ci ait toujours été fait, car, dans certains cas, les signes locaux sont trompeurs et peuvent faire croire à une affection de tout autre nature.

Quoi qu'il en soit, lorsque la suppuration se localise dans le tissu cellulaire rétro-cæcal et rétro-colique, sans parvenir jusque sous le diaphragme, elle se traduit assez souvent par un empâtement profond ordinairement situé plus haut que le plastron de l'appendicite antérieure. Il occupe le plus souvent le flanc droit ou mieux la région lombaire droite, perceptible seulement avec la palpation bimanuelle. Cette tuméfaction est profonde ; elle peut aussi présenter une zone de sonorité antérieure et ces deux caractères, profondeur et sonorité antérieure nous expliquent que l'on ait pu faire, en pareil cas, le diagnostic de tumeur rénale (observations de Munro, de Oppenheimer (1) et de Jayle). Nous avons déjà eu l'occasion de citer le fait rapporté par Vautrin, dans lequel on avait songé un instant à une hydronéphrose ; ici, ce n'était pas seulement les caractères de la tuméfaction qui pouvaient induire en erreur, mais encore les irradiations douloureuses sous forme de pseudo-crises néphrétiques.

La tuméfaction peut être dure et résistante. Dans l'observation de Legueu et Baussenat (2), cette dureté, jointe à la fixité de la tumeur, avait fait songer à un néoplasme de l'os iliaque.

Dans d'autres cas, par contre, tout se borne à un empâtement plus ou moins diffus.

L'œdème lombaire serait un bon signe, d'après Nicod ; mais il doit être rare, nous ne le trouvons noté dans aucune de nos

---

(1) Oppenheimer, v. th. de Nicod.
(2) Legueu et Baussenat, *Rev. de Gynécol.*, 1898.

observations. D'ailleurs, il ne peut être qu'un signe tardif, indiquant que le pus tend à fuser vers la peau.

La douleur paraît siéger plus haut que dans l'abcès appendiculaire antérieur, plutôt dans l'hypocondre ou dans le flanc que dans la fosse iliaque. Parfois, elle a pu en imposer pour une cholécystite. Krafft et Gibney (cités par Nicod) ont signalé l'attitude de la cuisse en demi-flexion, que nous trouvons en effet dans l'une de nos observations.

Les symptômes généraux sont ceux d'une suppuration : température dépassant 39°, pouls rapide, frissons, quelquefois délire. Mais, dans la règle, il n'y a aucun signe de réaction péritonéale.

L'extension de la suppuration à la zone sous-phrénique se fait le plus ordinairement d'une manière insidieuse. Munro, Weber ont insisté sur le caractère obscur du début de ces abcès. Ce dernier auteur donne comme symptôme initial la douleur du côté droit du thorax et dans l'hypocondre droit, irradiée quelquefois vers l'omoplate, l'épaule ou le bras du même côté. Mais cette douleur manque souvent et le début de la suppuration ne saurait être précisé.

Une fois constituée, elle ne donne souvent pas des signes plus caractéristiques. Nous ne saurions insister ni sur les signes classiques de l'abcès sous-phrénique, ni sur le diagnostic différentiel avec l'épanchement pleural. Dans le plus grand nombre des observations, c'est avec le dernier que la suppuration sous-phrénique est le plus souvent confondue. Weber et Lejars ont insisté sur l'importance de *l'œdème lombaire*, comme signe d'abcès sous-phrénique extra-péritonéal.

Il faut ajouter que, dans cette forme de suppuration sous-phrénique, les phénomènes dyspnéiques paraissent beaucoup moins accusés que dans les péritonites enkystées sous-diaphragmatiques.

La *ponction exploratrice* pourra fournir de précieux renseignements sur la présence des pus. Lejars recommande de la faire successivement dans plusieurs espaces intercostaux, de bas en haut, en commençant par le neuvième ou le dixième sur la ligne axillaire postérieure, jusqu'à ce que l'on ait trouvé le siège de la collection.

Enfin, Loison (1) a le premier insisté sur l'importance de la *radioscopie* pour le diag-

---

(1) Loison. Suppur. péri et intra-hépat. d'origine typhlc-appendicul., *Rev. de Chirurgie*, 1900.

nostic de ces sortes de collections. Suréléva-
tion de la partie droite du diaphragme qui,
dans ce cas, est de sept à dix centimètres
plus haut que du côté gauche (la différence
de niveau normale étant de trois à quatre centimètres seulement); immobilité du
diaphragme à droite; suppression plus ou
moins complète du cul-de-sac costo-dia-
phragmatique, tels sont les signes fournis
par la radioscopie. Comment, d'après ces
données distinguer l'abcès sous-phrénique de l'épanchement pleural? On se
rappellera que dans ce dernier cas on ne
peut plus suivre le contour du dôme diaphragmatique, qui au contraire est conservé quand
la collection siège au-dessous de lui.

L'évolution des phlegmons sous-péritonéaux d'origine appendiculaire, aboutit le
plus souvent à la mort, surtout en l'absence
de traitement chirurgical suffisamment précoce. Nous reviendrons sur la fréquence de
cette terminaison à propos du pronostic.

La guérison spontanée par évacuation est
exceptionnelle. La vomique consécutive à
l'ouverture de la collection dans les bronches est rarement suivie de guérison : celle-
ci survint dans le cas de Hœtsch, où la vomique est notée ; mais dans ce cas on était
intervenu du côté de l'appendice. Rappe-

lons que Cauderay, qui a étudié dans sa thèse les abcès sous-phréniques terminés par vomique, trouve 15 morts sur 20 cas de toute origine.

En somme le phlegmon sous-péritonéal est une lésion d'un diagnostic souvent difficile, à cause de l'obscurité de son évolution qui expose à le confondre avec d'autres affections. En tout cas, il est un caractère qui lui donne une physionomie spéciale au milieu des autres manifestations d'origine appendiculaire, c'est l'absence à peu près constante de réaction péritonéale, qui, aussi bien cliniquement qu'au point de vue anatomo-pathologique, donne à ces suppurations leur autonomie. Elles évoluent comme des phlegmons profonds, d'autres fois comme une affection thoracique, mais les signes de péritonites sont toujours absents.

2° *Lymphangites et adénites.*

Nous avons vu plus haut que l'on peut observer ces lésions à des degrés variables, depuis l'adénite limitée aux ganglions péri-appendiculaires, jusqu'aux adénopathies étendues vers le hile du foie, aux masses ganglionnaires volumineuses incluses dans le mésentère.

On conçoit que, lorsque les lésions ganglionnaires sont minimes, leur histoire clinique soit absolument nulle.

En est-il de même quand elles sont intenses? La lecture de nos observations ne permet pas, semble-t-il, de tracer de ces adénopathies une symptomatologie qui leur appartienne en propre.

Toutefois, dans quelques-uns de ces cas, notamment dans celui d'Hanoteau, dans l'un de ceux de Guérin, dans celui de Bauche et Wagon (1) il existait des phénomènes de réaction péritonéale intense ; douleurs abdominales vives, défense musculaire, et cela en l'absence de lésion du péritoine constatée opératoirement, alors que tout, au point de vue anatomique, se passait en arrière de la séreuse ou entre les deux feuillets du mesentère. Contrairement au phlegmon rétro-péritonéal, qui lui, nous l'avons vu, ne s'accompagne d'aucun symptôme abdominal, il semble que les lésions lymphatiques soient susceptibles de donner lieu à des signes de réaction péritonéale, en l'absence de lésions de la séreuse.

Rappelons, à ce propos, l'opinion de Jalaguier (*Société de Chirurgie*, 1902), qui se

---

(1) Bauche et Wagon, *Gaz. hebdom.*, 1902, p. 71.

demandait si la]douleur aü [point de Mac
Burney n'était pas due à la présence d'adénopathie péri-appendiculaire.

Parfois enfin, on a pu en pareil cas, sentir
une tuméfaction simulant un plastron,
comme dans l'observation que Tixier et
Viannay rapportent dans leur mémoire sur
les lymphatiques de l'appendice.

3° Restent les lésions veineuses sur lesquelles nous ne nous étendrons pas, ne voulant pas faire ici l'histoire, bien connue
d'ailleurs, de la pyléphlébite, non plus que
celle des suppurations hépatiques, dont
Dieulafoy a fait une étude définitive dans
ses travaux sur le foie appendiculaire.

Ce que nous avons dit des lésions lymphatiques peut s'appliquer aux phlébites
limitées dans le voisinage de la région appendiculaire.

Empâtement du mésentère, pouvant en
imposer pour une collection péri-appendiculaire, rétraction des droits, point abdominal
douloureux, température et dyspnée cons-
tituant un tableau de péritonite enkystée.
Ce sont les cas où les chirurgiens, prati-
quant la laparotomie avec ce diagnostic
fait, furent surpris de ne découvrir aucune
trace de réaction péritonéale.

Quand la phlébite arrive à suppuration

8

ou s'étend au tronc porte lui-même, le tableau clinique change d'aspect ; ce sont les grands frissons, la température à grandes oscillations, l'apparition du subictère, quelquefois une douleur intense dans la région sous-hépatique, l'augmentation du volume du foie et de la rate ; c'est autant de symptômes classiques de la phlébite suppurée.

Le processus infectieux gagne-t-il le parenchyme hépatique péri-portal, créant l'abcès intra-hépatique, les phénomènes s'accusent et l'on trouve constitué le syndrome de la suppuration du foie, qui n'a ici rien de spécial.

De cette étude clinique, forcément confuse, en raison de la diversité des cas et de l'obscurité silencieuse de certaines lésions, on peut cependant déduire quelques notions pratiques.

1° Quand un malade, soupçonné d'appendicite ou ayant eu une collection appendiculaire suppurée, continuera à avoir des températures élevées et des accidents fébriles ; quand l'examen de l'abdomen et du petit bassin sera resté négatif, il faudra par exclusion penser à une localisation sous-péritonéale, la rechercher par la palpation bimanuelle lombaire, par la ponction exploratrice étagée et par la radioscopie.

2° La constatation d'un plastron antérieur ne veut pas toujours dire collection péritonéale enkystée ; le plastron peut être produit par un paquet ganglionnaire ou veineux infecté et suppuré.

La laparotomie montrera alors le péritoine absolument sain, et l'on devra aller chercher par décollement, en arrière du cæcum ou dans le mésentère, le foyer infectieux.

3° Dans d'autres cas, après une appendicectomie, on pourra voir la température persister, un plastron abdominal se reformer, sous l'influence d'adénopathies ou de phlébites suppurées ayant continué à évoluer malgré la première intervention, et l'on devra, comme l'a fait Quénu avec un plein succès, aller à la recherche de ces foyers secondaires sous-péritonéaux.

*
* *

V. Pronostic. — Le phlegmon sous-péritonéal, à évolution souvent fatale, n'est pas cependant la plus grave des manifestations rétro-péritonéales de l'appendicite. En parcourant les observations que nous avons rassemblées, on trouve les chiffres suivants :

sur 12 cas d'adénopathies, 9 morts, soit 75 p. 100 de mortalité; sur 17 cas d'infection veineuse, 17 morts ; enfin sur 31 cas de phlegmons sous-péritonéaux, 20 morts, soit environ 65 p. 100 de mortalité.

On voit donc quelle est la gravité de ces lésions, en dépit de l'intégrité ordinaire du péritoine. Les phlébites comportent de beaucoup le pronostic le plus sévère ; viennent ensuite les infections lymphatiques et en dernier lieu le phlegmon sous-péritonéal. A vrai dire, en nous fondant sur nos observations, nous sommes peut-être un peu au-dessous de la vérité, car un grand nombre de nos cas sont antérieurs à la période chirurgicale, et il est permis de penser que quelques-uns de ces malades, soumis de bonne heure à un traitement rationnel, auraient pu guérir. Toutefois nous allons voir que, si les phlegmons sous-péritonéaux et même les adénites mésentériques sont justiciables d'une intervention souvent efficace, il n'en est pas de même des infections veineuses en présence desquelles on est le plus ordinairement désarmé.

Ainsi, insuffisance trop fréquente des moyens thérapeutiques, obscurité de l'évolution et difficulté du diagnostic, intensité de l'infection qui, par essence, est maligne, autant de causes qui rendent le pronostic particulièrement sévère.

Rappelons que l'on ne saurait se flatter de pouvoir toujours prévenir le développement de ces complications en s'attaquant de bonne heure à l'appendicite causale ; nous avons vu plus haut que l'appendicectomie précoce ne met pas toujours à l'abri des infections sous-péritonéales.

* *

VI. TRAITEMENT. — En présence d'un pronostic aussi sévère, il importe de rechercher quelles sont les méthodes de traitement auxquelles nous devrons nous adresser.

1° La nécessité d'une intervention chirurgicale dans les phlegmons rétro-péritonéaux est démontrée par les statistiques. Sur nos 15 cas d'abcès rétro-coliques, on est intervenu 10 fois, soit dans 66 p. 100 des cas. Sur ces 10 opérations, nous notons 8 guérisons, soit 80 p. 100. Les 5 malades qui n'ont pas été opérés ont succombé.

Dans nos 19 cas d'abcès sous-phréniques rétro-péritonéaux, l'intervention fut pratiquée 6 fois, et 2 fois seulement avec succès, soit 35 p. 100 de guérisons. Mais cette proportion est sans doute trop faible, car si nous la comparons à celle de Lejars, comprenant en majorité des faits de Maydl et de Sachs, nous voyons que sur 59 malades, 43 ont été opérés ; ils se répartissent en 25 guérisons et 18 morts, soit 58,13 p. 100 de guérisons.

Quant aux malades non opérés, au nombre de 13 dans nos observations, tous sont morts. Ceux de la statistique de Lejars, au nombre de 16, se divisaient en 11 morts et 5 guéris, soit 68 p. 100 de mortalité.

En somme, ces chiffres suffisent amplement à montrer la mortalité infiniment plus considérable des cas non traités.

Comment intervenir?

Pour les abcès rétro-coliques, certains auteurs, Duret (1), Brault (2), ont cherché à les aborder en avant par une voie transpéritonéale. Cette méthode nous paraît devoir être rejetée. Outre que le drainage ainsi établi ne s'effectue pas au point déclive, on s'expose à contaminer la séreuse.

On aura donc recours à l'incision postérieure et on abordera la collection par la voie lombaire. Sheldon (3) préconise les in-

---

(1) Duret, *Rev. de chir.*, 1897.

(2) Brault, *Lyon médic.*, 1898.

(3) Sheldon, in *Rev. de gynécol.*, 1905, p. 167.

cisions suivantes : l'une verticale et conduite
le long du bord externe du grand dorsal en
passant au bas de la crête iliaque ; elle met
à nu le bord externe du carré des lombes,
l'aponévrose lombaire et l'aponévrose du
transverse ; une deuxième incision transversale rase la crête iliaque ; on traverse ensuite l'aponévrose lombaire et le muscle
transverse et l'on découvre la région sous-
péritonéale au niveau du cæcum et du côlon
ascendant. Plus simplement, on pourra faire
une incision analogue à celle de la néphro-
tomie prolongée en avant le long du bord
supérieur de la crête iliaque ; on arrivera
ainsi dans le tissu cellulaire péritonéal rétro-
méso-colique. Par cette incision on effec-
tuera le drainage en bonne position, on
pourra même compléter l'intervention par
une appendicectomie. L'incision du feuillet
séreux pariétal postérieur, le décollement
du côlon ascendant et du cæcum, permet-
tront d'atteindre l'appendice, sans entrer
dans la grande cavité péritonéale.

C'est également par une voie postérieure
qu'on ira aborder les abcès sous-phréniques
rétro-péritonéaux. La conduite préconisée
par Lejars pourra être suivie : incision suivant le bord externe de la masse sacro-
lombaire dans son tiers supérieur, remon-

tant plus ou moins haut sur les dernières côtes. Si l'abcès déborde celles-ci en bas, on l'ouvrira facilement en passant au-dessous d'elles ; si l'abcès remonte plus haut, on sera amené à réséquer la onzième côte pour avoir un jour plus large.

Dans les cas d'abcès hauts placés, on pourra utiliser la voie transdiaphragmatique sous-pleurale, ainsi que le recommande Jaboulay dans le drainage des abcès de la région postéro-supérieure du foie. Chaque fois que cela sera possible, il faudra se tenir en dehors de la plèvre et faire recliner en haut par un aide le cul-de-sac pleural. La plèvre étant saine, la voie transpleurale est à rejeter complètement; si au contraire on a déjà une plèvre cloisonnée ou mieux encore une pleurésie purulente, on incisera la plèvre, puis le diaphragme pour aller placer un drain dans l'espace sous-phrénique. Ceci fait, il faudra encore drainer par la voie inférieure c'est-à-dire par le point déclive de la zone décollable.

2° Le traitement chirurgical des adénopathies se présente avec moins de simplicité. Le plus souvent, en raison des symptômes à types péritonéaux, le chirurgien sera conduit à faire une laparotomie et ne trouvera rien dans le péritoine. L'intervention lui permettra de constater les lésions et c'est elles qui guideront sa conduite. Dans certains cas il pourra comme l'ont fait quelques chirurgiens, Quénu, Ricard, Tixier, faire l'ablation des ganglions tuméfiés et obtenir ainsi la guérison. Mais les ganglions rétro-cæcaux ne pourront être atteints qu'après mobilisation du cæcum et de la partie initiale du côlon ascendant. Il faut rayer avec la pointe du bistouri le péritoine qui unit le bord externe du cæcum à la séreuse pariétale, trouver le plan de clivage qui unit l'un à l'autre les deux feuillets séreux, décoller au doigt le cæcum, on arrive alors dans l'espace rétro-cæcal au contact des ganglions. D'autres fois il faudra effondrer le feuillet séreux pariétal pour aller à la recherche des ganglions situés dans l'espace décollable sous-péritonéal. Ceux-ci enlevés, l'hémostase faite, on drainera par la voie lombaire en refermant la cavité péritonéale. Sans doute, il serait théoriquement préférable d'aborder ces adénopathies rétro-cæcales par la voie postérieure ; mais l'hésitation du diagnostic et le plus souvent la laparotomie déjà faite sont des raisons suffisantes pour qu'on utilise la voie intra-péritonéale. Elle a d'ailleurs des succès à son actif, tel le cas de Bouchet et

Wagon où, après laparotomie, on réséqua l'appendice et les ganglions mésentériques qui formaient une grosse masse médiane, le péritoine était indemne.

Cette ablation des ganglions n'est indiquée qu'en présence d'adénites très volumineuses ou d'adénites suppurées. Il ne saurait être question d'aller enlever tous les ganglions engorgés autour de l'appendicite. C'est seulement quand l'adénopathie en devient le symptôme prédominant qu'il importe de la traiter.

Les infections veineuses offrent moins de prise encore à la thérapeutique. Si certaines infections veineuses localisées à des branches coliques terminales sont susceptibles de guérir, il en va tout autrement des oblitérations veineuses portant sur le tronc de la mésentérique ou de la veine porte. Outre que le diagnostic reste difficile, on se trouve ordinairement en présence de phénomènes de pyohémie mal définis, et il est difficile de dire en quel sens pourrait s'exercer l'action chirurgicale. On ne saurait songer à lier la veine mésentérique, moins encore la porte pour empêcher le transport d'embolies septiques. On ne saurait penser davantage à ouvrir ces veines thromboses, à les évacuer de leur contenu comme on le ferait pour un sinus cranien. Tous les faits que nous avons compulsés nous ont montré des morts. Dans aucun cas il n'avait été possible d'intervenir. Ceci est encore plus vrai pour les suppurations hépatiques, aboutissant de la pyléphlébite suppurée. Il s'agit là d'abcès aréolaires multiples, profondément enfouis dans la substance de la glande, pouvant devenir inaccessibles et d'un drainage malaisé.

Paris. — Imprimerie F. Levé, rue Cassette, 17.

PARIS. — IMPRIMERIE F. LEVÉ, RUE CASSETTE, 17.